「ほどほどの医療」でいこう

日本の医療の持続可能性を考える

北口勝司
shouji kitaguchi
木村洋平
yohei kimura

はるかぜ書房

はじめに

最初に、著者についての断り書きです。この本は医師である北口勝司氏がメインの執筆者として書いたものです。作家・編集者である木村洋平はサブの執筆者として伴走し、北口氏の趣旨を踏まえつつ、専門的な叙述を読みやすく整え、補助となる内容を加えました。北口氏と木村の間で原稿をやりとりし、交互に書いては直しました。内容は9割以上が北口氏の考えとアイデアですが、すべての文章は織物のように木村の糸が織り交ぜられています。

なお、以後の文章で「私は」と書かれているのは北口勝司氏のことです。ご承知おきいただければ幸いです。

木村洋平

日本の医療はこのままでは持続不可能だと考えています。私は現在60歳で、2023年3月まで大阪府下の急性期病院で循環器内科医師をしておりました。医師になって36年、主に循環器内科の分野で、急性期医療に携わってきました。この36年間で驚くほど医療は変化しました。今までどうすることもできなかった疾患に対して治療法が開発され、多くの人がその恩恵を受けました。しかしその反面、医療費は増大を続けています。医療費は、その8割以上が公的保険組合と公費による支出で賄われています。医療費の増大とともに、公的保険と公費による支出も増え続けています。このままでは日本の医療は持続不可能であるとの思いが、特にこの数年間強くなり、この本を執筆する決心をしました。そして、私自身の経験をもとに、医療費が持続不可能なほど増大し今も増大を続けている理由を、分析し、その解決策を考えてみました。以下に、日本の医療が持続不可能と考える理由を列挙します。

① 医療が高度化、高額化している。
② 医療を必要とする高齢者の数が増加している。
③ 高齢者にも高額な医療が施されるようになっている。
④ 公的保険の主な負担者である現役世代が減少に向かっている。
⑤ 日本の国家財政は悪化の一途をたどっており、公費で医療費を補う余裕がない。

上記の理由により、団塊の世代が後期高齢者になる2025年頃に、日本経済・社会に大きな混乱やひずみが起きて、日本の医療が大きく変わらざるを得ない時が来ると思っています。その時に、どのような解決法があるのか考えてきました。私の予想が当たらなければ幸いであり、現在の医療を進めて行けばよいのです。しかし2025年でなくても、そう遠くない時期に医療をめぐる制度改革はおこなわざるを得ないと思います。そうなった時に国民の命を守りながら、日本の医療をよりお金を使わない方向に変える方法を考えて、本書で提案しています。結論を簡潔に述べますと次のようになります。

①「高齢になると、人は衰弱していずれ亡くなることは避けられない」という当たり前の死生観をとり戻す。
②高齢者に対しては、体に負担のかかる「侵襲的治療」を行わないようにする。
③現在は保険診療として認められている、高度で高額な治療を保険診療から外すための再評価をする。その効果が、非侵襲的治療と大きく差がない場合には自由診療とする。
④保険診療では、医療のセーフティネットを守ることを中心に考える。過剰検査をやめて、ある程度の間違いや診断の遅れを許容する「ほどほどの医療」を土台にする。

「これは大きすぎる変更だ」と思われる方もいらっしゃるかもしれません。しかし、実は上記の①から④は、私が医者になって間もなくの1990年頃の医療をおおよそ想定しています（制度的に異なる部分もありますが、大局観として似ています）。その当時でも、日本人は十分に長生きでしたし、医療も一般的に満足の行くものでした。その後、30年かけて医療は進歩し、新しい検査や治療がいろいろ出てきました。そうした検査や治療の再評価が、今必要だと思います。たしかに、今の時代には絶対に外せないという検査や治療もあります。しかし、「この検査や治療は保険診療で認められなくなっても、それほど困らないよね」というものも少なからずあります。そのあたりを、もう一度見直したらどうかと思います。高齢者が増え、現役世代が減っていく時代に、保険医療を増やす一方にせず、減らすことを真剣に考えなければならない、というのが私の意見です。そのためには、日本の医療制度全体を変えていく必要があると考えます。

実は医療の現場に立つ医師たちのほとんどは、このような制度改革について深く考えてはいません。多くの医師は、現行の医療制度にどのように適合していくかということを真剣に考えますが、「制度は変えようがないのだから、改革を考えても仕方ない」と諦めているように見えます。

今年、私は60歳の定年を迎えました。急性期医療に36年間従事してきた現場の医師の一人として実感するのは、現在の日本の医療は、このままでは持続不可能であるということです。この医療をめぐるぎりぎりの状況を一人でも多くの方に知っていただきたい、そしてただ「困難だ、ダメだ」と言うのではなく、建設的な提案をしたいという思いに駆られて、この本を執筆いたしました。

本書が読者の皆様にも今後の日本の医療のあり方を考えるきっかけとなる一冊になることを期待しております。

2023年 初秋　北口勝司

本書の要約

読者の方々に便利なように、本書の内容をここで簡潔にまとめておきます。

1. 皆保険制度と医療費の増大というジレンマ

日本は皆保険制度をとっているため、ほぼ全国民が公的保険に加入しており、そのおかげで良質な医療サービスを安価に受けることができます。「皆保険」は世界に誇るべき制度です。私は36年間、勤務医として主に循環器領域の患者さんの急性期医療に従事してきました。この間に医療そのものも、医療をとりまく環境も大きく変化しました。これについては次の段落以降でくわしく説明します。その変化の結果、この数年につくづく思うことは、今のままの制度と今の医療のやり方では、そう遠くない時期に日本の医療は財政的に破綻するだろう、ということです。これが本書で立ち向かい、対応策を考えていく課題です。

2. 高齢者への「侵襲的治療」を控えよう

では、医療はどう変わったのか。ひと言で言えば、医療の進歩にともなって医療は高度化し、高額になりました。医療技術は日々、進歩しています。日々、新しい治療が開発され、今まで治せなかった患者さんを救うことができるようになっています。新薬の発明やｉＰＳ細胞の臨床応用などのニュースを目にされる機会も多いでしょう。医療の進歩は良いことですが、これらの新しい治療法を実際に使うと高額になります。しかし、これらの医療が次々と「保険適用」として認められるので、日本全体の医療費の増大は止まりません。こうした状況が30年近く続いたため、日本の医療費はふくらみ続けました。

この医療の高度化・高額化は、高齢者の医療にも及んでいます。日本は先進国の中でも一番速いペースで高齢化している国ですが、高齢者にも高度な治療を行う場面が多いです。とくに高齢で衰弱した患者さんにも、家族の希望があればわずかな救命の可能性のために、手術や機器の使用が行われます。しかし、こうした「侵襲的な」治療は患者さんの体への負荷も大きく、予後は必ずしもよくないうえ、高額な医療費がかかります。もし、これを点滴や投薬といった日常の医療にとどめれば、侵襲的な医療に比べてお金は少なくすみます。患者さんが亡くなる可能性は高いと思われますが、患者さんやご家族には最後の時間を過ごしていただくことはできます。おそらく、患者さん本人もご家族もそちらを希望されているのではないでしょうか。ですが、現実には侵襲的な治療が選択されることが多くなっています。このように医療の高度化・高額化が進み、高齢で衰弱した患者さんにも、このような侵襲的医療が標準的に行われるようになったことが、この30年間の日本の医療の大きな変化です。

ここで、医療の歴史を少しだけ振り返ってみます。私の祖父は、1970年頃に79歳で亡くなりました。おそらく死因は肺炎であったと思いますが、酸素吸入や点滴も行わず、自宅で家族に看取られてなくなりました。これは、その当時の高齢者としては普通の亡くなり方でした。その後、私が医者になった1990年頃には、終末期の患者さんに酸素吸入や点滴は行うことは一般的になっていました。そのまま病院で亡くなる患者さんも増えました。しかし、この時期も高齢者には穏やかな治療を選択して、それでダメなときは「寿命ですね」と諦めるという暗黙の了解がありました。それは医療関係者も世間もそうであり、患者さんやその家族もそのように「死」を受け入れていたのです。ですから、高齢の方には人工呼吸や大手術など、体に負担のかかる「侵襲的治療」はほとんどなされませんでした。あくまで、酸素吸入や点滴など負担の軽い治療、つまり「非侵襲的治療」をしていました。なお、「侵襲的治療」と「非侵襲的治療」の間には、明確な線引きがあるわけではないです。医療の世界では、二つの治療を比較して、一方が「より侵襲的医療である」という言い方をします。

そして、現在です。医療技術が進歩し、さまざまな侵襲的治療が発達したため、かなり状態が悪くても命を取りとめることができるようになりました。それで、高齢者にもどんどん侵襲的治療が行われます。たとえば、1990年頃は70歳を超えた高齢者に、人工呼吸や緊急血液透析を行わないことが一般的でしたが、この30数年で一変しました。高齢で衰弱した患者さんの治療として、これらの侵襲的治療は当然のようになされています。さらに、もっと侵襲的な治療である心臓弁膜症のカテーテル治療も高齢者に標準的な治療として行われます。また、非常に高額な医療という点では、(侵襲的ではありませんが) 難治性のガンに対して、免疫チェックポイント阻害薬による治療も行われます。これらの治療により、この36年ほどで日本の医療費は大きく押し上げられました。たしかに、これらの侵襲的治療がよく効いて「退院してゴルフができるようになった」というような喜びの声もあります。しかし、高齢者の場合、平均して考えると、体に負担のかかる侵襲的治療が、必ずしも患者さん本人やそのご家族の幸せにつながっていないと、医療の現場で感じてきました。かえって本人の苦痛の時間や家族の負担を増やす結果になってしまっている事例も数多くあります。多額の医療費を使って、医療者を疲弊させながら、高齢者に侵襲的治療を行って、結局のところ誰も幸せにしていないのではないかという悲しい経験をたくさんしてきました。ですから、「高齢者への侵襲的な治療を控えよう」というのが本書の立場です。

3. 社会の変化——死生観と寛容性

人々の死生観も変化しました。以前は「人は高齢になると衰弱していずれ亡くなるものだ。それは避けることができないし、無理に抗うべきではない」という共通の認識があったと思います。今では、次のような考え方になっていると思います。「人の命は何よりも大切なので、可能性がある限り、検査や治療を継続する必要がある。」これは、一見とても美しい言葉です。しかし、本当にそうでしょうか？「1％の希望があれば手術をする、治療を継続してください」と患者さんのご家族が希望されることがよくあります。しかし、医療の分野では0％、つまり全く可能性がないということはありません。1％の生存の可能性なら、ほとんどどんな状況でもありえます。たとえば、ニュースで「奇跡が起こって助かった」という記事を目にすることもあるかと思います。しかし、医師である私の目からみると、そういうケースは20％から30％の可能性が十分にあると思える事例ばかりです。結局、ごく少ない可能性であっても治療を続けるというのは、「死」から目を逸らすことにつながる、もともと高齢の方の医療としては行き過ぎだと感じることが多くあります。

一方で、ごく最近、社会の考え方に喜ばしい変化もみられます。2018年の死因で「老衰」が第3位になったことです。「老衰」は、実は正式な死因ではありません。高齢で衰弱した患者さんは最後に、肺炎なり、心不全なりになって亡くなられます。これまで、医師である私も「死亡診断書には、最終的に死亡の原因になった疾患を書くように」と指導されてきましたし、指導してきました。つまり、「老衰」が死因の第3位になったということは、高齢者が亡くなった最終原因を深くは追及せずに、高齢で衰弱して亡くなられたという事実を、医療者も家族も受け入れはじめていることを示しています。これは「老いて死ぬことを受け入れる」という死生観を認めることであって、明らかに良い変化だと私は思っています。

医療をとりまく環境も変化しました。まず第一に患者さんや家族の医療関係者に対する目が厳しくなってきました。さらに、医療に対する要求度が高くなってきました。そのため、特に若手医師は緊張して診療にあたっています。緊張感をもって診療にあたるというのはよい意味ですが、少し違う緊張のように思います。誤診しないように、初期の段階から、沢山の検査を出す傾向にあります。先日私の娘が熱中症のため、ある救急病院に運ばれて、点滴してもらって帰ってきたのですが、あとで結果を見せてもらうと、驚くほどたくさんの検査をされていました。もちろん、この疾患の可能性を考えて検査したのだろうなと推測できるものばかりでしたが、最初の段階でここまで検査するのかと驚きました。しかし、私には担当してくれた医者の気持ちもわかります。あとで、見落としたと言われないように、最初の段階で検査できるものはしてしまおうという姿勢です。社会の許容度が低くなり、万一の時に責められたくはないので、見落としがあってはならないという気持ちから、数多くの検査に頼ってしまうのです。そうして検査過多の傾向が生まれています。このような過剰な検査も医療費の高額化につながっているでしょう。

4. 少子高齢化と国家財政の危機

医療費の抑制を考える時には、少子高齢化も重要な要素です。高齢者が増えれば、それだけ医療を必要とする人が増えます。一方、その高齢者の医療費を出しているのは、主に20代から60代の現役世代の人々です。少子高齢化が進むということは、年を追うごとに現役世代が減り、高齢者は増えるということです。少子高齢化は確実に、現在の皆保険制度を持続不可能にしていく方向に働きます。

また、医療費を埋め合わせる国家財政も厳しさを増しています。日本の財政は、毎年借金を増やしています。累積国債残高の対GNP比率は、日本が世界一であることはよく知られています。私はそもそも日本の財政が持続不可能だと思います。経済学者の中には「借金はいくら増やしても大丈夫だ」と主張する人がいます。本当にそうでしょうか？私はとても信じることができません。革命的な技術が開発されて、安価なエネルギーが作り出されるようになり、エネルギーの輸入に多額なお金が必要がなくなるとか、まさに奇跡がおこれば、日本の財政は持続可能になるかもしれません。しかしこのままでは、近い将来、政府が負った借金のために日本人が急激に生活レベルを落とさなければならない日が来ると考えています。具体的には、円安になり、激しいインフレが襲ってくると思います。その時には金利も上がるでしょうから、日本政府は借金をする余裕もなくなり、現在のように公費で医療費を負担することが難しくなると思います。このように、日本の財政問題も、今のままの医療を持続不可能にする大きな原因だと考えます。

5. 解決策の提案

今まで述べてきたような状況に照らして、私は現在の日本の医療は持続不可能だと考えています。それでは、どのような解決方法があるでしょうか。すべてを丸く収める「特効薬」や「万能薬」のような処方箋は出せませんが、具体的に医療の現場と制度に関わる、いくつかの提案をします。

まず、現場レベルで実行できる「ほどほどの医療」について述べます。現在の日本でも、日常の医療はそれほど高額なものではありません。私は「80点の医療」とも呼んでいるのですが、現実的な、ほどほどの医療で助かるべき人は助けることができます。「人の命はなによりも大切なのに、ほどほどの医療とはなにごとか」と怒られる方もいらっしゃるかと思います。しかし、常に「１００点満点の医療」を目指さなければいけない、命を助けるためにはできる治療はすべて提案し、求められたら実行しなければいけない――こういう考えが、過剰検査や過剰な医療を招いていることを知っていただきたいのです。たとえば過剰検査について言えば、緊急を要さない場合、1回目の受診で、あらゆる可能性を考えて検査を行う必要はありません。常識的な「ほどほどの検査」を行い、治療を先行させ、それでも改善しなければ、さらにくわしい検査を行うというアプローチで十分です。

私は、36年間の勤務医人生の中で、特に高齢の患者さんに対する医療で疑問を感じる場面に多く立ち会ってきました。たしかに若い人の場合は、寿命を延ばすため、人が1日でも長く生きることができるように最善の努力をすることは大切だと思います。しかし、75歳を超えて衰弱した患者さんにも同じことが言えるでしょうか？さきほども述べた通り、高齢者に侵襲的医療が行われるようになったのはたかだかこの30年くらいのことです。本文でよりくわしく述べますが、高齢者に侵襲的医療が行われるようになったのには次のような理由があります。

① 侵襲的治療の中でも体への負担が少なく、高齢者でも耐えられる治療が開発された。

②命を守るためにすべてのことをしなければならないという社会的要請が強くなった。
③侵襲的な治療をたくさん行うほど、病院の収益が上がる仕組みがある。
④治療を受ける側の経済的負担を軽減する制度がある。

今では、30年前には存在した「もう年ですから」という共通のコンセンサス（＝暗黙の了解）がなくなっています。そのために医療者側も会話の中で手探りをしながら、患者さんやご家族の意図を読み取ろうとしています。患者さんやご家族も「もう年だから仕方ない」と思っている場合もあるからです。一方で、ご家族の側も「検査や治療を断れば、冷たい家族だと思われないだろうか？」と警戒しながら話をされます。さらに、高額医療を経済的に救済する制度が助けてくれるため、経済的にも高齢者に侵襲的治療を積極的に行う方向へバイアスがかかります。結果として、必要以上に高齢者へ高額な侵襲的治療が行われ、それが必要以上に医療費の増大を招いています。私は、現在の高齢者に対する侵襲的医療は行き過ぎだと考えます。「人は年をとると衰弱して亡くなる」という当たり前の認識を、もう一度社会全体で共有して受け入れる必要があるでしょう。良い意味で、ほどほどの医療を実現できるよう見直さなければなりません。

今、話題のキーワードに「持続可能性」があります。日本では「ＳＤＧｓ」という言葉によって知られています。SDGsは、2015年9月25日国連総会において採択されました。Sustainable Development Goalsの略であり、「持続可能な成長目標」と訳されます。国連は、20世紀に先進国がやってきたように、化石燃料を大量消費して、大量生産・大量廃棄を行うという成長戦略は持続可能でないと指摘しました。そして、持続可能な地球のあり方を目指して、新しい方向性と目標を示したのです。地球温暖化（気候変動）を抑制するため、CO_2の排出量を削減しようという目標は、一番よく知られているかもしれません。しかし、CO_2削減のためには、これまで私たちが当たり前のように享受してきた便利さを手放す必要があります。CO_2の削減にかぎらず、持続可能性＝サステナビリティ（Sustainability）は、今後あらゆる分野で重要になるでしょう。医療においても、持続可能な医療を考えるためには、自分たちがいったん手にしたものを手放すことが必要であり、その痛みをみんなで分かち合う覚悟がいります。

国家の財政問題についても同じことが言えます。私は、現行の日本の医療は持続不可能だと考えていますが、日本の財政問題はもっと深刻です。国の借金はすでに巨大ですが、この3年間はコロナ禍の影響も重なり、借金の増大スピードが増しています。私には、現在の借金を前提とした日本の政策がとても持続可能であるとは思えません。どこかで大きく軌道修正が必要なことは間違いないと思うのですが、その気配が見えてきません。国民に痛みを伴う政策を打てば、選挙に負けると政治家が考えているためでしょう。この状況だと、結局現実に不都合な状況が落ち込むまで、変われそうにありません。しかし、不都合な現実が突きつけられるまで、あまり時間はかからないと私は予想しています。2025年団塊の世代の方が後期高齢者になります。「2025年問題」と医療界では言われますが、2025年ごろに医療と財政にかなり不都合な状況が出てくるのではないでしょうか。具体的にはインフレ、円安、金利上昇です。そして、現行の国民皆保険制度にも綻びが生じて来るような気がします。そう遠くない時期に、無理をしながら積み重ねてきた積み木が一気に崩れる状況がくるように思えてなりません。

こういう風に考えた時、私たちが死について考えること、そして死生観が大切になります。私たちが、ふだんから死について考えることで、生死に関する考え方を変えること（マインドチェンジ）がこれからの時代に重要になるでしょう。人は年をとると体が衰えて、いずれ死を迎えます。これは、避けることのできない絶対的なことです。高齢者自身はそれをよく知っておられるというか、体感として衰えを感じておられると思います。多くの高齢者の希望は、単に長生きすることではなく、できるだけ長く自立して生活するか、あるいは自立できなくても自分でご飯を食べて、自分のやりたいことをしたいということです。そして、亡くなるときは自然な形で亡くなりたい、と思っておられると感じます。しかしながら、とても残念なことに、そのような思いがかなえられないことが多い現状があります。その理由として、高齢になると急に状態が悪くなることが多く、病院側もご本人の考えを聞く機会を持てないことが多いのです。その場合、ご家族の方に意見を聞いて治療や入院について決めます。しかし、子供さんたちは同居されていないケースも多く、子供さんたちにすれば、直近の様子がわからず、どうしていいかを決められません。ふだんの会話で、もしもそのような事態になった時にどうしようかと話しておられることも少ないです。結局、ご家族はそのような不透明な状況の中で、医師と相談しながら侵襲的治療を選択されることが多いように見受けます。それが心からの希望やはっきりした意思でなくても、結果的にそうなりやすいのです。だからこそ、死についてふだんから考え、家族で話し合うことがとても大切だと思います。

こういった事情に配慮して、私としては「高齢者に対する侵襲的治療は控えるべき」だと言っています。しかし、残念ながら「高齢者切り捨てだ」と批判されることもあるでしょう。「人の命は地球より重い」と言われれば、そこで思考停止になってしまうのが今の日本の現状です。しかし、人は誰でもいつかは死にます。人は死ぬことによって、次世代にバトンタッチをして、より多様性のある集団に変わっていきます。死は最も悪いもの、嫌なもの、犠牲であるといった否定的な考え方だけをとるのではなく、死を肯定的に見る考え方も採り入れてはどうでしょうか。これを本書では「ターンオーバー」（命の引き継ぎ）というキーワードを用いて説明しています。死もまた生命の歴史の中で大きな意味を持っています。

現行の日本の保険制度は、現役世代が高齢者世代を支えるしくみになっています。そのため、日本の高齢者の医療費の増大が、若い人への保険料の負担増加という形でのしかかっています。実際に、若い世代の可処分所得は気の毒なほど減っています。可処分所得の減少が少子化の一因になっています。もっとも、少子化は先進国や東アジア諸国に共通の問題なので、少子化の原因が現役世代の所得の減少だけではないと思いますが、それでも日本の場合、経済的に将来の希望を持てないことが少子化に強く影響しているのは間違いないでしょう。今の少子高齢化を昔のように戻すことは無理でも、少子高齢化の進行をどこかで食い止めることは、社会を持続させるために不可欠なことだと思います。そうした背景も踏まえて、「衰弱した高齢者への侵襲的治療は避けましょう。よい意味でほどほどの医療をやりましょう」ということは、高齢者切り捨てではないと考えます。どちらかというと、考え方の変化（マインドチェンジ）ですし、死生観の変容、あるいは回帰です。そうして、その考え方が定着すれば、今は現役世代の方々もいずれは高齢者になって、やはり侵襲的な治療を避けた治療を受けることになるでしょう。

現在の日本の医療は、現場としてはかなりレベルの高い医療を提供できています。問題は、これまでに指摘したような過剰とも思える検査や侵襲的治療がなされていることですが、これは制度によるところも大きいです。つまり、ほっておくと自然と医療費が増大する方向に行ってしまう仕組みがあります。そうした日本の医療制度のメカニズムについても、本書の後半の章では考察しています。これからの時代に合った保険医療の理念を考え、それにふさわしいシステムをイギリスの医療制度をもとに提案しています。これは、よりスリムな保険医療というべきもので、医療におけるセーフティネットの構築（最低限、守られるべき医療体制を作ること）を目指しています。日本全体の医療のあり方を改革する、という大きな話ですが、長い目で見て持続可能なあり方を考えています。

この序章でも述べてきたように、大局的に見れば、日本の医療制度の改革は待ったなしの状況です。本書は、そう遠くない時期に来るであろう困難な状況を見据えて、その危機への対応策を提案しています。現場レベルと国の制度のレベルで、どうすれば持続可能な医療を守れるか。とくに前提知識がなくても読めるように書いたつもりです。どうぞ最後までおつきあいいただけると幸いです。

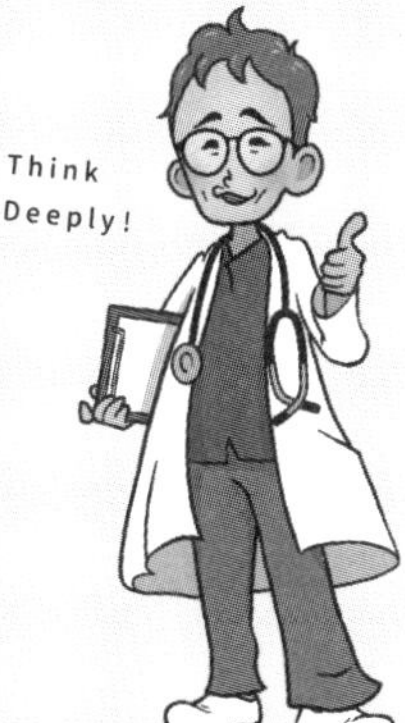
Think
Deeply!

目次

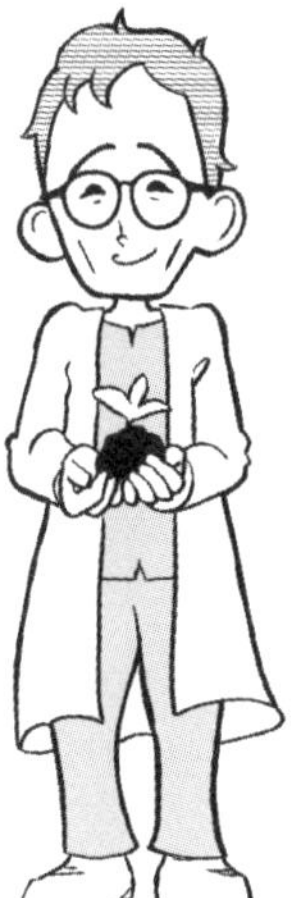

第1章　日本の医療はこのままでは持続不可能である

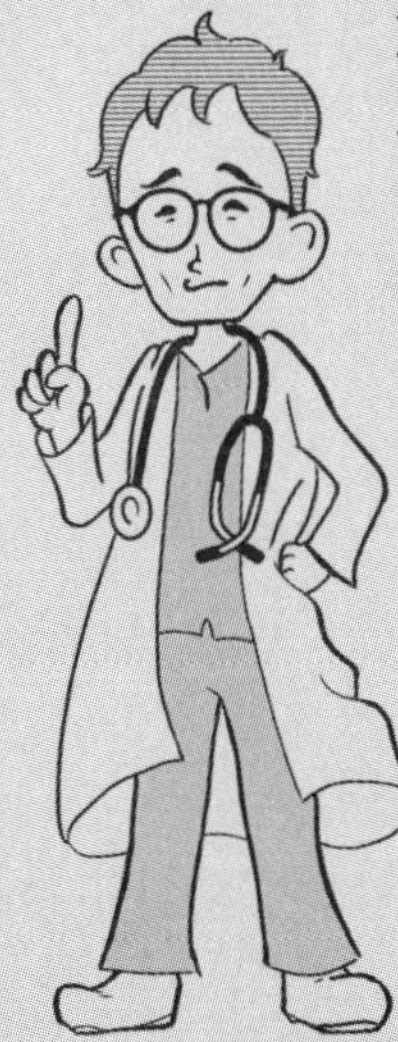

日本の医療費が大幅に増えて、私たちの生活と国家の財政を圧迫しています。戦後、日本の医療費は増え続けており、もはや今の医療体制を持続することは不可能な状況です。医療費が増大する理由は2つあります。高齢化によって病気が増えることと、医療技術の進歩のために医療費が増大し続けていることです。この医療費をまかなうのは、80％以上が公的保険組合と公費による支出であり、そのことが結果的に私たちの生活と国の財政を圧迫しています。

私たちの生活について言えば、2000年代以降、ほとんどの世帯の可処分所得（自由に使えるお金）は減っています。これはとくに若者や勤労世帯の学んだり挑戦したりする機会を奪い、日本の発展を阻害していると言えます。さらに、国の財政は世界最悪の財政赤字を抱えています。そのうえ少子化が止まらず、将来の人口減のため、将来の税収もGDPも増加が見込めません。近い将来、国家財政が破綻するか、激しいインフレに見舞われる危険が高いと言えます。

このような状況の中で、医療費を増やし続けるのは非現実的です。これを正そうと思えば、医療の倫理を守りながら、医療費を抑制し、減らす方法を提案することが必要だと私は考えます。

■増大し続ける日本の医療費

日本の医療費は、1950年代から2020年頃まで毎年のように高くなり続けています。（図

図1：国民医療費の高騰
出典：厚生労働省「令和2（2020）年度 国民医療費の概況」

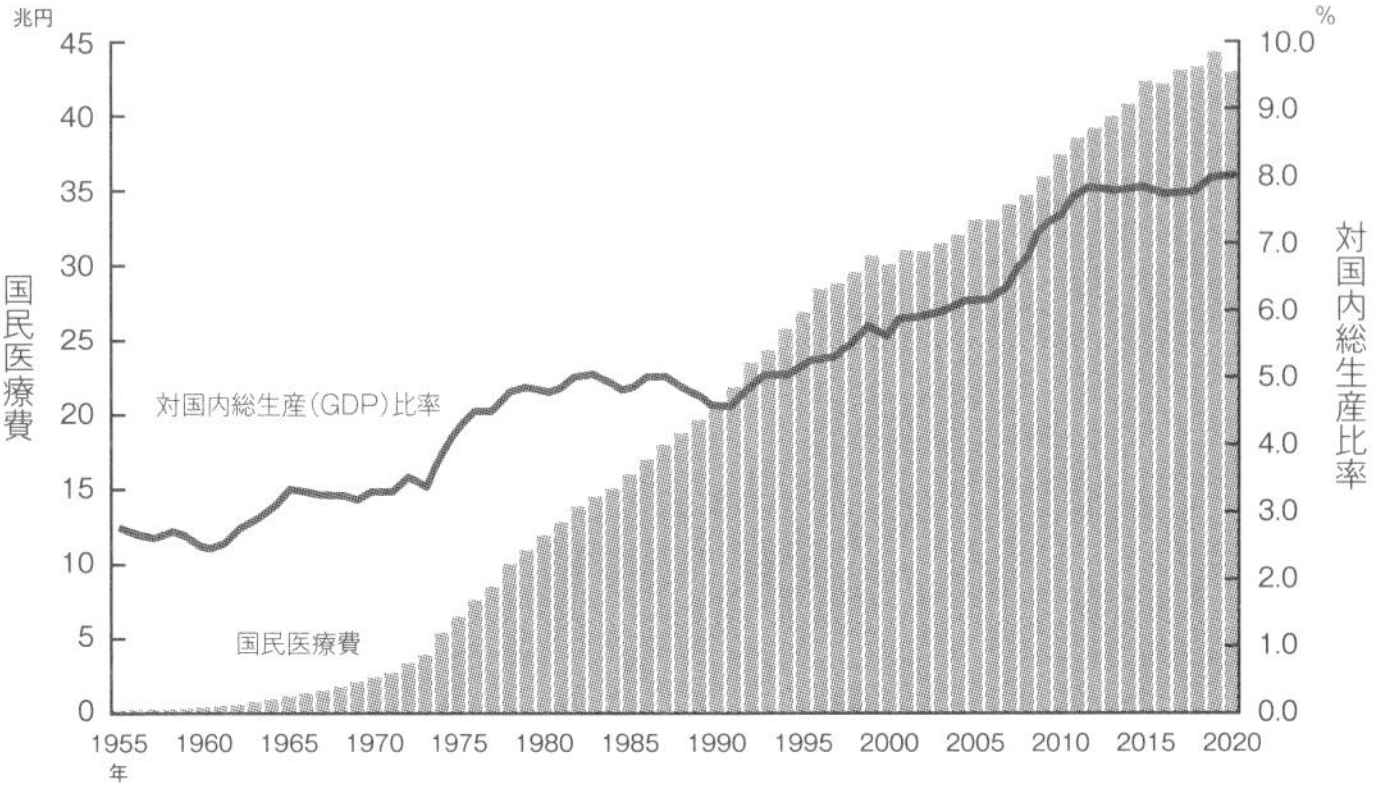

1）日本では原則的に、すべての人が公的な医療保険に加入しています。国民の全員が保険料を支払う代わりに、誰でも病気になった時には最大3割の自己負担をすることで安価に医療を受けられます。これを「国民皆保険《こくみんかいほけん》制度」と言います。この制度があることにより、私たちが医者にかかる時は、実際に医療で生じる費用の最大3割を支払えば済みます。そのため、誰でも病院に行きやすくなり、健康を守りやすくなります。この点で、日本の国民皆保険制度はとてもよいものだと私は考えます。

　皆保険制度は、「みんなで病気になった人を支えましょう」という助け合いの考えかたで成り立っている点で貴重なものです。そのため、若くて健康な方や「私は病気知らずだ」という方は、むしろ保険料を払い損になることも多いでしょう。しかし、病気や怪我はいつ誰がなるかわかりません。ですから、普段から大変な人を支える制度を持つことで、いざ自分が困った（怪我をしたり、病気になった）時にはこの制度に助けてもらえるわけです。日本の皆保険は、成立してから60年以上が経っています。私たち日本人にとってこの制度はあまりにも当たり前になり、ついそのありがたみを忘れがちです。しかし、他国ではけっして当たり前ではなく、たとえば皆保険制度のないアメリカを旅行中に、怪我や病気をした場合には、医療行為で生じた費用の全額を自己負担しなければなりません。そうした点でありがたい皆保険制度ですが、財政上の難点もあります。全体にお金がかかりやすく、抑制がはたらきにくいのです。

皆保険制度の下では、誰でも安心して病院に行きやすくなりますが、今の日本ではその制度を支える財源の確保が大変に難しくなっています。主な財源はなによりも私たちが支払う「保険料」です。日本の公的な医療保険には以下の3つの種類があります。

1．サラリーマンなどが入る被用者保険
2．自営業の方が入る国民健康保険
3．後期高齢者が入る後期高齢者医療保険

保険の料金は各保険によって差がありますが、基本的には収入の多い人からたくさん徴収されます。そして、保険料を収めないと、病院にかかった時に「10割負担」になってしまいますから、保険料は収めざるを得ません。もちろん「皆保険」ですから、基本的には誰でも入ることが必須です。実はこうして考えてみると、これは「保険」というよりも「税」に近いものです。国民皆保険というのは、「国全体で、安心して医療を受けられる体制を整えます。その代わり「税金」に当たるような「保険料」は必ず支払ってくださいね」という仕組みなのです。この保険料ですが、ここ10年以上、どの公的医療保険料も基本的に値上がりを続けています。これは、実質的な「増税」といえます。というのも、保険料を収めることで私たちの可処分所得（自分の自由に使えるお金）は減るからです。これが国民皆保険制度を守るための大きな負担の一つです。

もう一つ、公費によっても国全体の医療費が負担されています。「公費」ですから、国の歳出として、元をたどれば税金や国債の発行によるお金を当てているわけです。公費の投入についてはそれぞれの法律に規定されていますが、後期高齢者の医療や、生活保護を受けている人の医療や、障害者の医療には公費を投じることになっています。つまり、国民皆保険は私たちの「保険料」だけでなく、「国の支出」によっても支えられているということです。この「公費」負担も、この10年以上、増加傾向にあります。たとえば２００８年と２０１９年を比べると、約４兆円増えています。このように、皆保険制度を支えるためのお金は、私たちが払う保険料の値上げと公費の負担増と、その両方によってやっと成り立っている状況です。

単年度の数字で見てみると、2017年度の日本の医療費は43・1兆円であり、そのうち自己負担額は5・3兆円（12・3％）です。つまり、患者さんが病院の窓口で支払うお金の合計が5・3兆円です。それ以外は健康保険と公費でまかないますから、実に37兆円以上が保険と公費による負担ということになります。37兆円というと、日本の国家予算の約3割に相当する大きな規模です。しかも、現状の医療を保つかぎり、医療費は今後も増え続けると予想されます。なぜなら、技術の進歩による医療の高額化は続きそうですし、さらに高齢化も進んでいるからです。次に、この「医療費が増える理由」をもっとくわしく見ていきたいと思います。

医療費が大幅に増え続ける理由は、主に二つあります。一つ目は高齢者人口の増加です。1955年と2020年の人口構成を見てください。（図2）1955年には若い世代ほど数が多かったことがわかります。こういう図を「人口ピラミッド」と呼びますが、実際にピラミッドのような三角形になっていることがわかります。一方、2020年の図は「ピラミッド」とは呼びづらいいびつな形をしています。これは子供や若い世代が減っており、逆に50代の方や65歳以上（＝高齢者）の方が増えていることを示しています。これが現在の日本の人口構成です。この後、2025年には、いわゆる「団塊《だんかい》の世代」の方々が後期高齢者（75歳以上）になります。この団塊の世代は、戦後のベビーブームの時に生まれた世代のことで、人口が多い世代です。このやはり、2025年から数年は、医療や介護にかかるお金と人手が多くなると予想されています。

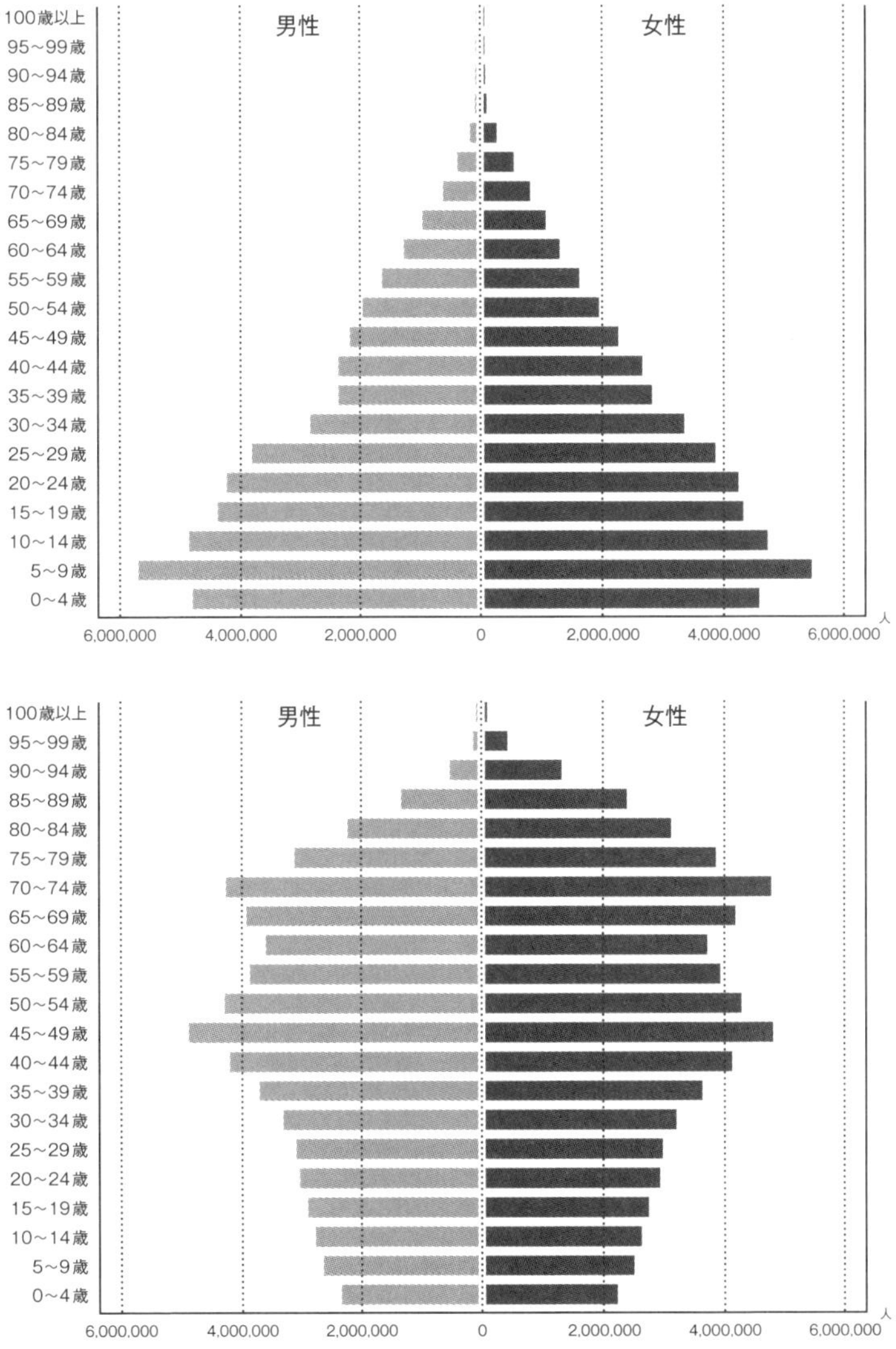

図2:いびつな日本の人口構成/1955年(上) 2020年(下)
出典:国勢調査(総務省統計局)

若い方よりも高齢の方ほど病気になる確率は高く、医療費がかかるものです。とくに75歳以上は病院にかかる機会も増える傾向にありますので、「後期高齢者」の人口が増えるほど国全体の医療費も増えていきます。このような日本の高齢化が、医療費が増え続ける理由の一つです。

医療費が増える理由の二つ目は、医療技術の高度化によって起こる、費用の高額化です。医療の世界も日進月歩であり、毎日のように新しい技術や薬が生まれています。これは基本的に「よいこと」と言ってよいでしょう。技術の進歩によって、以前なら救うことのできなかった命を救うことができるようになりますし、以前なら改善できなかった症状が改善できるようにもなりました。ひとつ、私自身が経験した画期的と思える例をあげます。慢性関節リウマチという病気があります。これは中高年以降の女性に多く発症して、関節の腫れや痛みを引き起こす病気です。私が医者になったばかりの1990年頃は、慢性関節リウマチに対して、やっと有効な飲み薬が出始めた時代でした。ですから、まだその恩恵にあずかっていない患者さんも多かったのです。すでに病状が進行してしまっており、その進行によって手や足の指の関節が激しく変形した方をたくさん見ました。その変形や微熱、倦怠感などのため、日常生活を大変に制限された患者さんが多数おられたのです。しかし、その後、病状の進行を抑制するのに有効な飲み薬が開発されたため、2020年の現在では、著しく変形した関節を持つ患者さんは本当に少なくなりました。たしかに、変形はそれほど激しくはなくても、関節の痛みやこわばりのために日常生活を制限されている人は今もおられます。しかし、これに対しても近年では「分子標的薬」という注射薬が開発されています。この注射を定期的に投与することによって、リウマチの症状が緩和され、関節が楽になり、日常生活を楽に送ることができるようになっています。これは医療の高度化、技術の進歩による素晴らしい変化です。話を戻しますが、このように医療の高度化は大きな恩恵をもたらしています。しかし、それにともなって医療費は上がり続けてしまう、という苦しさがあります。たとえば、さきほど例に上げた「分子標的薬」も高額な医療の一つです。新しい技術や薬の開発と現場での使用には知力や労力がかかる分、高度化した医療は高額でもあります。このような医療の高度化にともなう高額化が、医療費を押し上げる理由の二つ目です。

このように、高齢者人口の増加と医療の高度化によって、国全体でかかる医療費は増え続けています。GDP（国内総生産）に占める医療費の割合も増加しています。こうした医療費の大幅な増大が日本の経済を圧迫しかねないわけです。もっとも、これは日本だけでなく先進国に共通してみられる現象です。たとえば、G7のような先進国では医療支出の総計がのき並み、対GDP比で10％前後になっています。ですから、医療費の増大は先進国に共通する現象としてある程度は容認する必要があると私も思います。しかし、日本は高齢化率が世界No1であり、国の財政の悪化でも世界No1です。（図3）ちなみに、総人口に対する高齢者の割合は、日本が27・7％で世界一。次いでイタリアが23％、ドイツとポルトガルが21・5％です（2015、2017年のデータ）。このように見てくると、日本ではとくに、医療費の大幅な増大が国の財政を圧迫し、結果的に、国内でコントロールのできないインフレが起こるといった経済危機に発展する可能性が十分あります。医療費の危機と国の財政や経済の危機が、直接つながる世界最初の国になるかもしれないのです。

■日本の医療の仕組み
――世界との比較から

ここで、日本の医療の仕組みを整理して、ヨーロッパやアメリカと比べてみましょう。

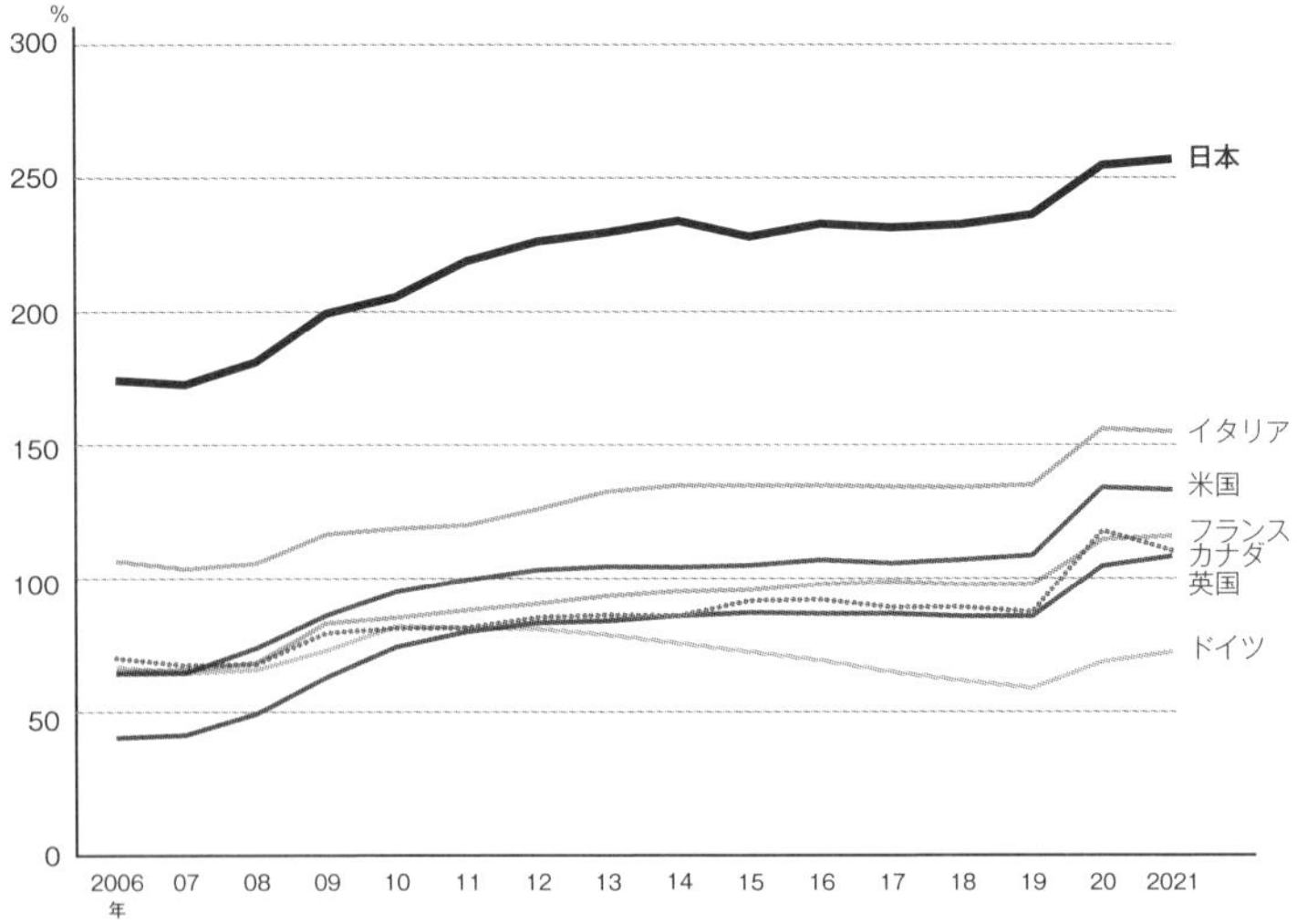

図3：世界で最悪の日本の債務残高（対GDP比）
出典：IMF "World Economic Outlook 2021"

私は、日本の「国民皆保険制度」は素晴らしい仕組みだと言いましたが、一方で、日本の「高額療養費制度」と「フリーアクセス制度」は時代に合わなくなっているのではないかと疑問を感じています。こういった仕組みの話をここでいったん整理しておくことで、のちのち、日本が医療改革をするとすれば、どこをどう変えればよいかについて具体的な提言ができると思います。ですので、しばらく仕組みの話と国際比較におつきあいください。

まず、さきほど触れた「国民皆保険」の全体像を描きます。これは誰もが平等に基本的な医療を受けられるという意味で、世界に誇れる日本の制度です。すべての国民は、原則的に3つの公的医療保険のどれかに加入し、保険料を支払っています。なお、企業に勤める人は、企業と折半して保険料を払っています。つまり、会社が半分負担して、個人が残り半分を出すという制度です。よく「正規雇用」がよいと言われるのには、企業に入ることでこうした社会保障が手厚くなる、という面があるからです。また、被保険者に扶養家族がいる場合、その保険料は扶養者が払っていることになります。しかし、実は扶養家族（たとえば、配偶者や子供）がいるからといって納める保険料は増えません。なぜなら、保険料の額はその人や扶養家族が受けている医療にかかわらず、その人の収入によって決まるからです。その際に保障される保険の内容は、支払っている保険料の額によって差はつきません。その意味で、さきほども書いた通り、日本の健康保険は保険というよりも「税金」に近い仕組みです。保険の加入者が医療機関にかかった時に、窓口で支払う最大3割の負担額以外は、すべての保険加入者から集めた（プールされた）お金から払われることになります。しかもこの時、高額な医療だったとしても、残り7割のお金は上限なく支払われます。ですから、プールしたお金が足りなくなる、という状況が生まれる可能性があります。

今「高額な医療」と述べましたが、ここで「高額療養費制度」についても触れておきます。まず、高額でないふつうの医療について例を出して考えます。2023年9月現在、窓口での自己負担の上限は3割です。たとえば、私は月々約1万円の医療費を使っています。病院の窓口で、私が支払うお金は3000円です。そして、残りの7000円は保険から払ってもらっていることになります。これは私にかぎらず、風邪を引いたり、持病があったり、皮膚が荒れたりして、近所の病院にかかるといった時にお金を処理する仕組みです。一方で、とても高額な医療を受けた場合はどうでしょうか。この時、一定の金額以上を免除する仕組みとして「高額療養費制度」があります。たとえば、入院して大きな手術を受けた場合、医療費が数百万円になることはめずらしくありません。この時に患者さんが「3割払う」というのは、多くの人にとって、あまり現実的ではないでしょう。これを救済するのが、高額療養費制度です。この制度では、医療費の自己負担限度額がその人の年収に応じて決まり、それ以上を負担しなくてよいようになります。具体的には、1か月の医療費がその限度額を超えた場合、後から申請することでその差額が返金される仕組みです。2023年9月現在では、自己負担の限度額は5万円から25万円くらいです。たとえば、入院して手術を受け、医療費の総額が200万円になったとします。最初に窓口では3割に当たる60万円を支払う必要がありますが、その人の年収に応じて50万円くらいは後から返ってくる仕組みになっています。ちなみに、諸外国と比べますと、米国の場合は、患者さんが加入している保険で、医療費は全く違ってきます。もし保険に加入していないと、医療費はとてつもなく高くなります。イギリスでは医療費は原則無料です。ドイツやフランスでは、日本と同じように、自己負担額の上限が決められており、高額療養費制度に似た救済システムがあります。

日本の医療の仕組みについて、3つ目に特徴的なのは「フリーアクセス制度」です。これは患者さんが、どこであれ希望する医療機関を自由に受診できる仕組みです。たとえば、「風邪かな?」と思ったら近所の内科へ。「胃腸の具合がよくない」と感じたら消化器内科へ。ホルモン系の不調だと感じたら、専門の大病院へ行って検査してもらう、などです。この時、患者さんが自由に医療機関を受診できるだけでなく、医療機関の側も正当な理由なく診療を拒否できない仕組みになっています。患者さんの選択肢が広くなり、患者さんの自由意志や考えが尊重されるのが「フリーアクセス制度」のよい点と言えます。例えばイギリスでは、自分の意志だけで希望する医療機関を受診できません。必ず、家庭医を受診して、家庭医が必要と判断したときに、必要な医療機関を紹介してもらうことによって受診することができます。ただし、日本の「フリーアクセス制度」は2016年度から仕組みが一部変更されました。信頼されやすい大きな病院に軽度の症状の患者さんが集中しないように、「選定療養費制度」が定められました。この制度により、200床以上の地域支援病院では、他の医療機関から「紹介状」を持参せずに受診した場合に7000円以上の追加料金を徴収することになりました。この徴収は義務として地域支援病院に課せられています。みなさんの中でも、大きな病院を紹介状を持たずに受診した時に、窓口でこのような説明を受けられた人もいらっしゃるかと思います。この新制度により、大きな病院を受診する時は、事前に一回は地域の診療所、主に開業医の先生のところで診てもらうように患者さんにうながしているのが現状です。さて、このように日本の「皆保険制度」「高額療養費制度」「フリーアクセス制度」は世界に類を見ない組み合わせで、患者さんに対してとても手厚い体制を作っています。

それでは、海外の医療の仕組みはどうなっているのでしょうか。ヨーロッパでは日本と同じように、医療が公費または公的保険でまかなわれる国が多くあります。イギリス、フランス、ドイツは基本的にそういう仕組みです。その結果、イギリスでは医療費の自己負担は原則なしですし、ドイツやフランスでも日本よりも低率の自己負担割合に抑えられています。日本の「皆保険」に近い、あるいはそれよりも経済的に手厚い仕組みです。しかし、これらの国には「フリーアクセス制度」がありません。どの医療機関も自由に受診できる（フリーアクセス）ことはなく、まずは家庭医（GP：General Practitioner）のところに行く仕組みです。イギリスやドイツでは、国民一人ひとりに「家庭医」が割り振られており、患者さんは自分の担当の家庭医を受診するように定められています。その後、家庭医の判断により、必要があれば大きな病院に紹介状を書いてもらいます。そこで初めて大きな病院を予約して、受診ができます。この「家庭医」の制度は日本から見ると一見、不自由に見えるかもしれません。しかし、家庭医はなんでも相談できる「ワンストップ窓口」として機能しますし、私たち一人ひとりの日々の不調や持病、これまでの病歴などを知っておいてくれるため、「見守られている」という安心感があります。家庭医は、いわば医療の「ゲートキーパー」（見守り手）なのです。もう一点、ヨーロッパでは大きな病院は公費で経営されていることが多く、公的な機関に近いものです。日本のように、各病院ごとに収益を確定するような独立採算制はとられていません。その点、ほかの病院や施設と経済的な競争をすることなく、むしろ連携して治療方針を共有しやすい仕組みになっています。そのため、国の指導のもとで、医療費も日本に比べて抑制される傾向が強くあります。

最後にアメリカです。アメリカは「公（おおやけ）」よりも「私（わたくし）」が強い医療の仕組みを持っています。アメリカでは、65歳以上の人や障害者に対してのみ「メディケア」という公的な健康保険制度がありますが、多くの人々は公的な健康保険に入れず、入るとすれば民間の保険会社が経営する健康保険から選ぶことになります。この点で、日本の「皆保険」とは大きく異なります。こうした仕組みのため、以前はある程度の収入があっても健康保険に入らない人がいました。しかし、オバマ大統領の時代に、すべての国民が健康保険に加入できるように、低所得者には補助金を出したり、未加入者には罰金を課したりして、民間保険への加入を促しました。これは「オバマケア」と呼ばれます。大きな改革として賛否両論の話題を呼びました。いずれにしても、アメリカの場合、患者さんがどのような医療保険に入っているかが、その人の支払い能力を決める重大な問題になります。簡単に言えば、お金を持っている人ほど、健康保険もカバーする範囲が広いものに加入できるからです。ですから、たとえば救急車で患者さんが運ばれた時にも、病院ではまず健康保険を持っているかどうかを確認されます。その保険の種類によっては受けることのできない医療もあるのです。この点で医療の中に不平等が生じやすいです。また、全般的にアメリカの医療費は驚くほど高いため、健康保険に入っていなければ、診察や治療に日本の10倍以上のお金が必要になるほどです。このような仕組みは、良くも悪くも「個人」を強く意識し、「アメリカン・ドリーム」という言葉に象徴されるような、個人の成功と失敗に焦点を当てるアメリカのお国柄に合っているものと言えるでしょう。

以上、日本とヨーロッパ、アメリカにおいて1.医療サービスを提供する主体と、2.医療費の財源について「公」と「私」のどちらがメインになるかを図4にまとめました。この図で比較してみると、ヨーロッパでは医療サービスの提供も、その財源も「公」がメインになっているのに対して、アメリカでは両方とも「私」がメインになっているとわかります。そして、日本では医療サービスの提供は「私」がメインになっており、一方の財源は保険料＋公費として「公」がメインで出していることがわかります。医療の仕組みにも、いろいろな形があることが納得できるのではないでしょうか。

■現役世代の負担の増加

くり返しになりますが、健康保険制度の基本的な考え方は、「皆でお金を出し合って、病気の人を助けましょう、自分たちが病気になったときは助けてもらいましょう」という仕組みです。たとえば、「10人の人がいる村で1人だけが病気になる確率がある時、それを治すための治療費を病気になった本人ひとりだけが負担するのではなく、全員で均等に分ける」という状況を考えるとわかりやすいでしょう。そのような仕組みにしておけば、運悪く病気になった個人だけが、大きく損

	日本	アメリカ	イギリス	フランス	ドイツ
医療の提供主体	**「私」中心** 医療法人・病院の約68.5%	**「私」中心** 営利会社は約22％	**「公」中心** ほぼすべて公立	**「公」中心** 営利病院は約33％	**「公」中心** 営利病院は約43％
財源	**公** 保険料＋税	**私** 高齢者、子ども、低所得者は公	**公** ほぼ税金	**公** ほぼ保険料、税金は10%以下	**公** ほぼ保険料、税金は10％以下

図4：各国の医療の提供主体と財源
出典／OECDヘルスデータ（2019）

をするという事態を避けられます。あらかじめ全員でお金を出し合うことでリスクを分散させるのです。そもそも保険制度はリスクを分散させるために生まれました。全国民にこのような安心が保障されている「国民皆保険制度」は、理念としても素晴らしくぜひ守りたいところです。

しかし、ここで問題になるのは、医療費が異常な勢いで増大していることです。被雇用者は毎月かなりの額の保険料を支払っています。ただ、給与から天引きされているので給与明細をしっかり見なければ、保険料はいくらかわかりません。実際に若い世代の人で、自分がいくら健康保険料を払っているのか把握していない人は多いのではないかと思います。増える医療費をまかなうため、現役世代の健康保険料はしょっちゅう増額されています。さらに年金の負担額も増えているため、健康保険料と年金保険料を合わせた社会保険

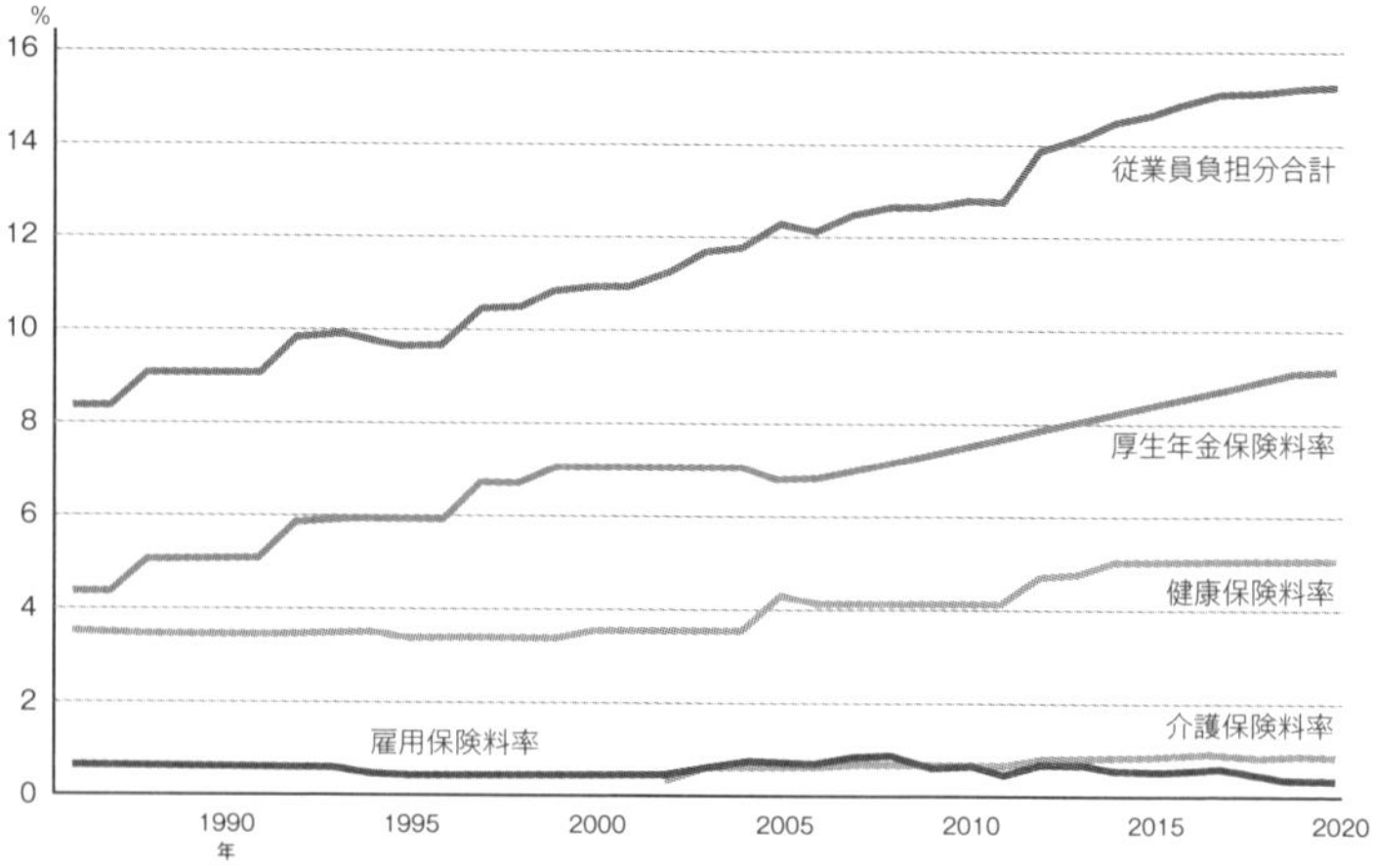

図５：社会保険料率（従業員負担分）の上昇
出典／日本年金機構ホームページ、全国健康保険協会ホームページ等

料の負担率は年々増加しています。（図5）これらにより、とくに2000年以降、多くの世帯の可処分所得は減っています。後期高齢者の増加とともに、公費負担の医療費も増え続けています。これは、国債残高の増大の一因になっています。

被雇用者、とくに若い層に社会保険の負担は重くのしかかっています。名目賃金がほとんど増えず、実質賃金は減少している中で（図6）社会保険料が増えるわけですから、手元に残るお金は気の毒なほど少なくなります。これは少子高齢化が進み、人口の構成が変わったことによります。社会保険の仕組みは、現役世代が高齢者を支えるという方式になっており、1975年の時点では、7.7人の現役世代で1人の高齢者を支えていました。これが2000年の時点では3.6人、2025年にはおおよそ2人で1人を支える時代になります。そして、このことが、若い世代

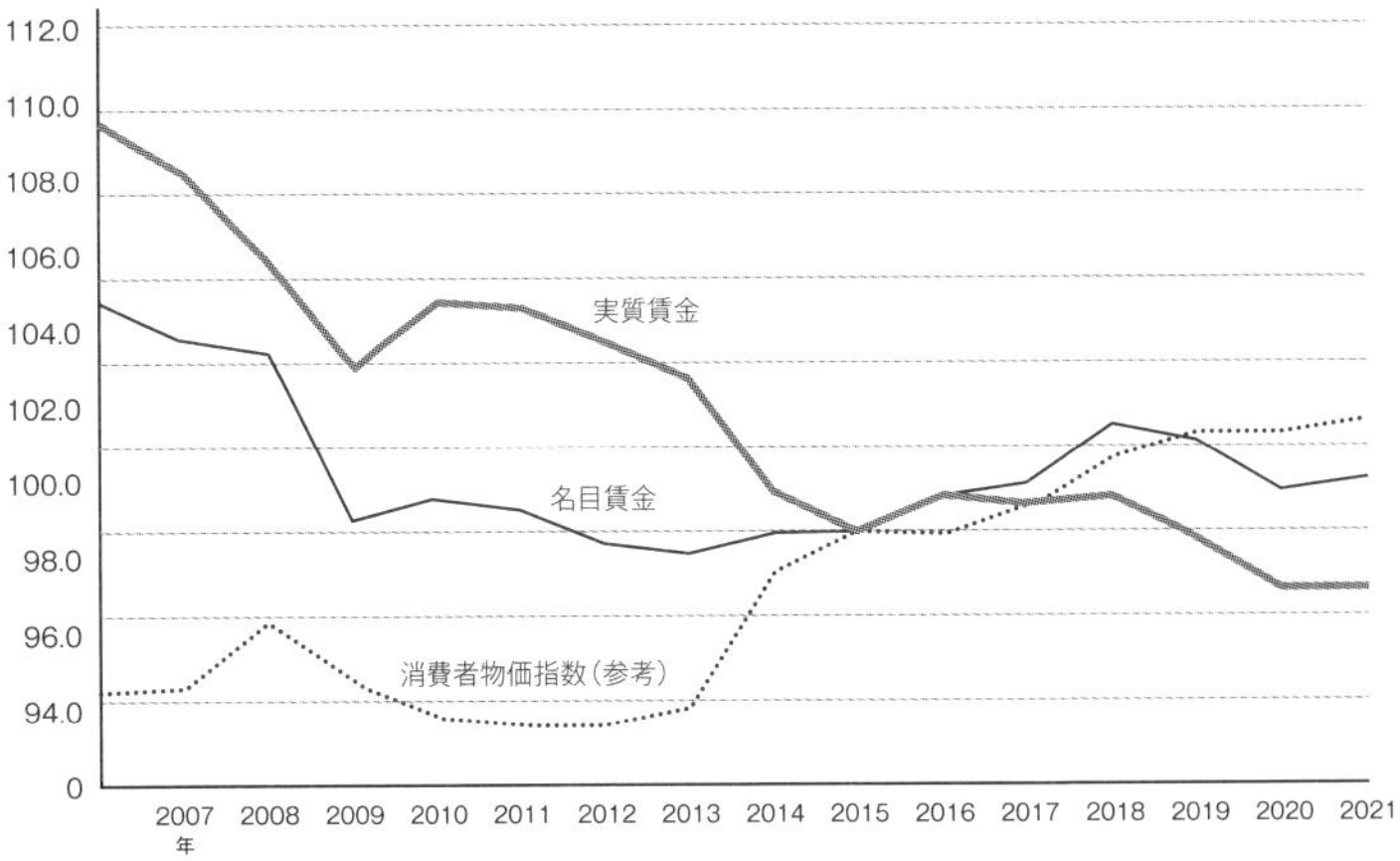

図6：実質賃金は減っている

指数は平成27年＝100とした数値／実質賃金：実質賃金指数、名目賃金指数（現金給与総額）、調査産業計、事業所規模5人以上。　出典／厚生労働省「毎月勤労統計調査」

の負担増となり、更なる少子化の原因になっています。いわゆる負のスパイラルです。政府は生涯現役と言って、できるだけ長く働いてもらおうと対策を打っていますが、それだけで十分とはとても思えません。なにか別に、支出を増やさない、減らす対策を打たなければ、社会が持続できません。

■進む少子化

少子化は日本の将来を考える時、大きな問題です。図7に示すように日本人女性が生涯に産む子供の数(「出生率」といいます)は1949年をピークに、第2次世界大戦後、一貫して減っています。このグラフを見ると、戦後まもない貧しかった時代に女性は平均4人の子供を産んでいたのだと驚かされます。しかし、その後、経済成長をするにつれて産まれる子供の数は

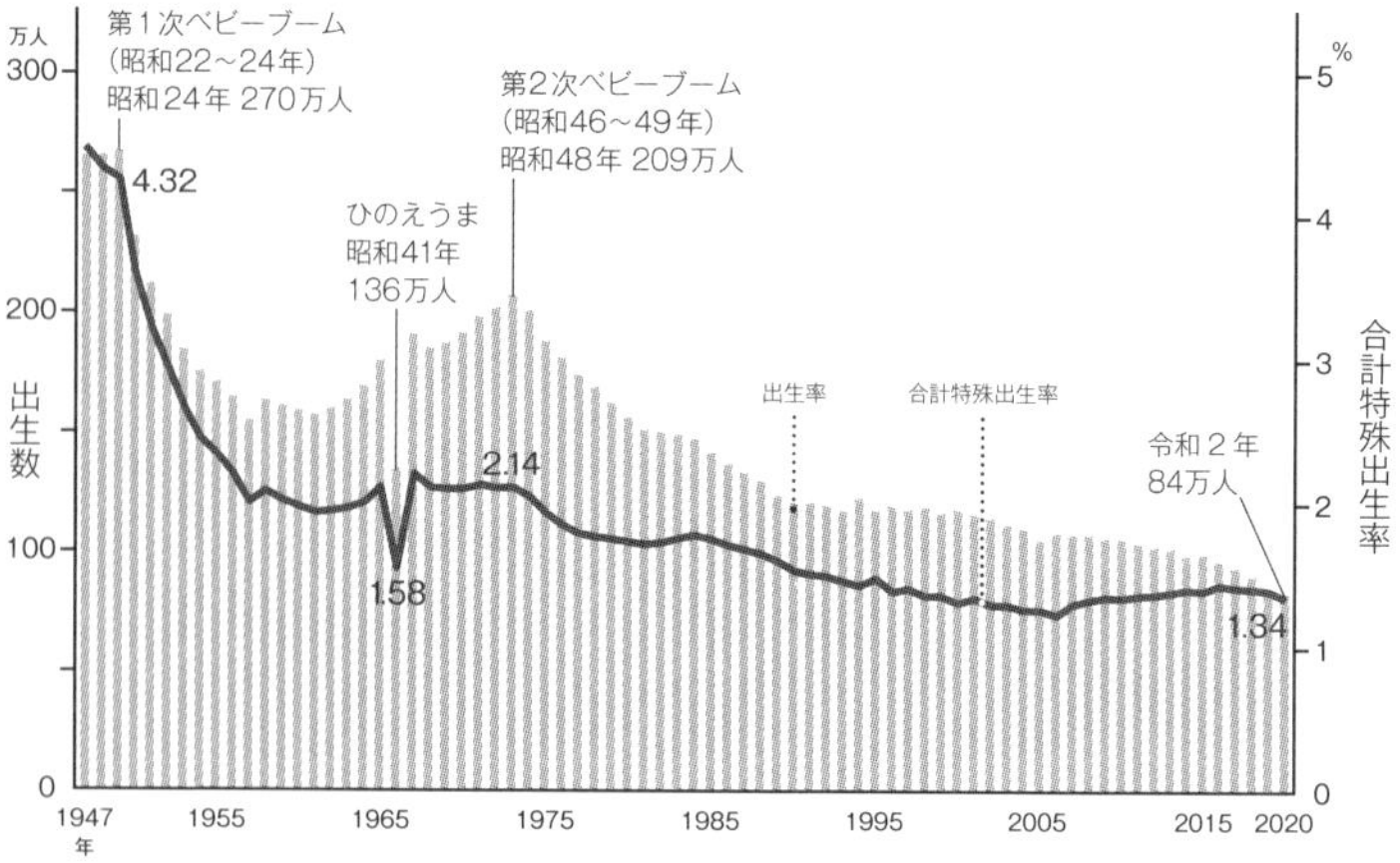

図7：生まれる子供の数は減っている
出典／厚生労働省「人口動態統計」

減っていきます。

この「少子化」が社会問題として認識されたのは1990年代でした。戦後、ひのえうまのため出生率が戦後最低であったのは1966年の1・58でした（丙午という干支。子供を産むのはよくないという迷信がある）。しかし、1989年の出生率が1・57であり、ひのえうまの年を下回ったため、社会的ショックとして受け止められました。そのため、少子化対策として1994年にエンゼルプランが策定され、子育てのための環境整備や経済的な支援といった対策をとっていくことが決められました。それでも少子化の傾向に歯止めはかからず、2016年には出生数が100万人を割り込み、2020年には出生数84万人、出生率は1・33となっています。有効な対策は打ててこなかったといえます。

そして、2023年4月現在では「少子化担当大臣」が国務大臣として任命されているくらい、少子化は大きな問題として認識されています。2023年6月13日に岸田内閣は、「異次元の少子化対策」実現のための、こども未来戦略を閣議決定しました。これにより、3兆円を超えるお金が少子化対策につぎこまれることになりました。どこまでの効果があるかわかりませんが、これだけ大きな予算を充てると決めたことは一つの変化でしょう。

少子化の原因については、人口学者の方々がいろいろな分析をしています。戦後まもなくの貧しい時代に出生率が高かったことを見れば、単純に「経済的な貧しさが原因」とは言えません。

むしろ、経済的に豊かになるにつれて、出生率の低下傾向がみられるのは他の先進国でも同じです。これは私の仮説ですが、将来への展望が一番影響しているのではないでしょうか。つまり、貧しくても将来に希望が持てれば子供は増える一方、経済的に豊かであっても将来に希望の持てない状況では出生数は減るのだと思います。誰しも、子供には明るい未来に向かって幸せであってほしいと望むものだからです。

では、「将来に希望が持てない」状況とはどのようなものでしょうか。1990年代前半とされる「バブル崩壊」以降、日本の経済は停滞しています。賃金がほとんど増えず、社会保険料の負担が増加したため、可処分所得は減ります（可処分所得とは、給料から税金や社会保険料を差し引いた後の額であり、実際に使える所得のことです）。2000年から現在までで、給与所得者の可処分所得はおおよそ11％も減っています。これに対し、物価はほとんど変化していませんが、消費税は1997年に3％から5％へ、2014年に8％へ、2019年には10％へ引き上げられています。これにより、実質的な可処分所得はもっと減っています（手元に残ったお金から、消費税をさらに払うことになるため）。このような経済の停滞と使えるお金の減少は、社会的な不安や閉塞感を生み出したと思われます。しかし、問題は単に所得だけではありません。平成の間に、雇用自体が不安定になったことは将来を暗く感じさせる大きな原因でしょう。つまり、非正規雇用の増加です。私の周りでも、「非正規雇用からなかなか正規雇用になれず、可処分所得で月に10万円から15万円くらいしかない」という若い人の話をよく聞きます。彼ら・彼女らはいつ解雇されるかわからない不安定な状態です（「派遣切り」や「雇い止め」など）。これでは、子供を産んで育てる余裕が精神的にも経済的にも持ちづらいに決まっています。逆に、1950年代〜60年代のように「現在は貧しくとも安定した収入はあり、将来は国が発展し、可処分所得が増えるという期待が持てる」時は、子供の数は増えるのだと思います。これは親の世代の問題であるだけでなく、「子供たちの未来も明るいだろう」という希望が持てることにもつながります。まとめると、現在のように「可処分所得が減り続け、雇用自体も不安定である」という状況にあり、自分たちも、また子供たちの世代も「将来に希望が持てない」と感じやすいことが、出生率低下の一番大きな原因ではないかと私は思います。

もう一つ、女性の社会進出が進んだことも少子化の原因です。かつての猛烈サラリーマンと専業主婦という図式が消えて、現在は共働きが常識になっています。日本社会における女性進出は、とても良い変化で、今後は女性の管理職への進出も増えていくことでしょう。女性が自立して生きて行くための収入とキャリアを得ようと思えば、10代後半か20代前半で社会に出た後、仕事に集中する期間が増えるのは自然です。ある程度の経験やスキルを得たり、キャリアを積んだりしようとすれば、誰でも5年はかかります。そのキャリアを積む間に、働きながら子供を持つことは、かなり難しいのが日本の現状です。仮にその間に産まない選択をすると（あるいは、そう選択せざるを得ないと）、一人目の出産は30歳前後になることが多いでしょう。そうなると、戦後のように一人の女性が４人も子供を産むというのは現実的にはかなり難しいといえます。こういった状況ですから、「子供をもちたいけれど、経済的な理由で子供をもてない」という人々に援助を差し伸べることは、よりいっそう必要だといえます。

総じて、少子化問題は、すぐに政治・経済・社会に結果が反映されるテーマではなかったためなのか、長年「大きな問題だ」と指摘され続けながらも、有効な対策がなされてきませんでした。そうやって解決の糸口が見えないまま先送りしているうちに、今度は子供を産む世代（出生可能世代）の人口まで少なくなっているのが現状です。こうなると、仮に出生率があがったとしても、出生数（子供の数）は大きくは増えません。一方、「日本の人口は多すぎるから少しくらい減った方がよい」という意見もたしかに聞かれます。単に人口が減るだけならば、よいのでしょうが、平均年齢の上昇がさらに進むことは大きな問題です。若いうちにしかできない仕事や挑戦、貢献というものはどうしてもあります。私自身のことをいえば、今60歳ですが、30年前の自分と比べて明らかに仕事量は減っています。夜間の当直も体力的にできなくなっています。若い力は社会を支えているのです。今は、工業とITの発達があるので、日本全体の生産性の低下は、機械やロボットが補ってくれるところもあると思いますが、しかしそれだけで解決するとはとても思えません。

やはり、人口問題は中長期的に見る必要がある、という点が非常に大切です。目先のことを見て、小手先で数字を変えようとする、という姿勢ではにっちもさっちも行きません。このあたりはまさに「サステナビリティ（持続可能性）」の問題といえます。すなわち長い目で見て、考えて行動する必要があります。仮にですが、なんらかの対策が打たれ、現在の子供の数が倍になったとしても、その子供たちが実際に働いたり社会に貢献したりできるようになるまでには、20年近く、あるいはそれ以上かかるでしょう。人口問題というのは、このように長いスパンで見なければなりません。先の「異次元の少子化対策」にしても、長期的な展望がどうであるかは大事なところです。そこがよくわからないままでは、仕方ありません。もちろん、そこには財源の問題もあります。どこから中長期的にお金をひねり出すかです。

そこで、歳出を増やすばかりでは、税金を増やすか、国債を増やすしか方法はありません（あるいは、税金に近い保険料を増やすかです）。むしろ、私は減らすところを作る必要があると思います。第2章以降で検討しますが、今、高齢者に行われている「侵襲的で高額な医療」を減らすのは一案だと思います。これによって、現在医療費に使われている社会保険料や公費を年間数兆円ほど節約することもできるでしょう。そのお金を少子化対策に使った方がよいのではないでしょうか。今の医療では、高齢者の人生の最後の1、2年に多額の医療費が投じられています。しかも、それがご本人や家族の幸福につながっているのか、疑問であるケースも多々あります。社会全体で「年をとれば衰弱して死を迎えるもの」という考え方を受け入れ、侵襲的な治療を減らすように努めれば、医療費を減らすことができます。「それでは高齢者が不幸になる」とお思いでしょうか。このことについては、第5章で述べますが、私の経験からは「不幸になる」ことはほとんど起きないと思います。ほとんどの高齢の方は、負荷の高い治療を受けて病院で孤独な余生を送るよりも、家族や近親者と穏やかな時間を過ごしながら最期を迎えたいと考えておられるからです。

■悪化を続ける日本の財政

日本の借金が増えていることは、マスコミから耳がタコになるくらい聞かされていると思いますが、大部分の人は、この報道に不感症になっています。2021年の国の借金は累積で1029兆円で、日本のGDP（国内総生産）の2.2倍にもなっています。コロナ禍にあって借金の増加スピードが増しています。たとえば、2020年度は2019年度に比べて、100兆円以上、国債の発行額が増加しています（すべてがコロナ対策ではないとしても）。こうした国債の発行により、歳出と歳入の差を無理やり埋め合わせています。こうした状況は長く続いているので、日本の財政は、歳出と歳入の差がどんどん広がっていき、いわゆる「ワニの口があいた状態」になっています。（図8）これはどう考えても大変な問題です。楽観論者の識者は、「日本には借金もあるが資産もあるから大丈夫だ」とか、「日銀が国債を買ってくれるから大丈夫だ」とか、「実際に日本の金利は上がらないのだから国債は信用されている」と理由をつけて、「財政破綻などない」と言っていますが、本当にそうでしょうか？　国を企業に例えれば、企業の年間の売り上げの2倍以上の借金があり、しかも借金を増やし続ける企業の社債を、普通の感覚を持つ人は買い続けるでしょうか。「日本の国債は90％以上が日本国内で買われているので大丈夫」と言われますが、逆に海外の人からみれば、こんなに危ない国債を、高い値段で（低い金利で）買う人はいないのではないでしょうか。今でも日銀が国債を買うことをやめれば、一気に国債の値段は下がる（金利が上がる）ことになるでしょう。そうなると日

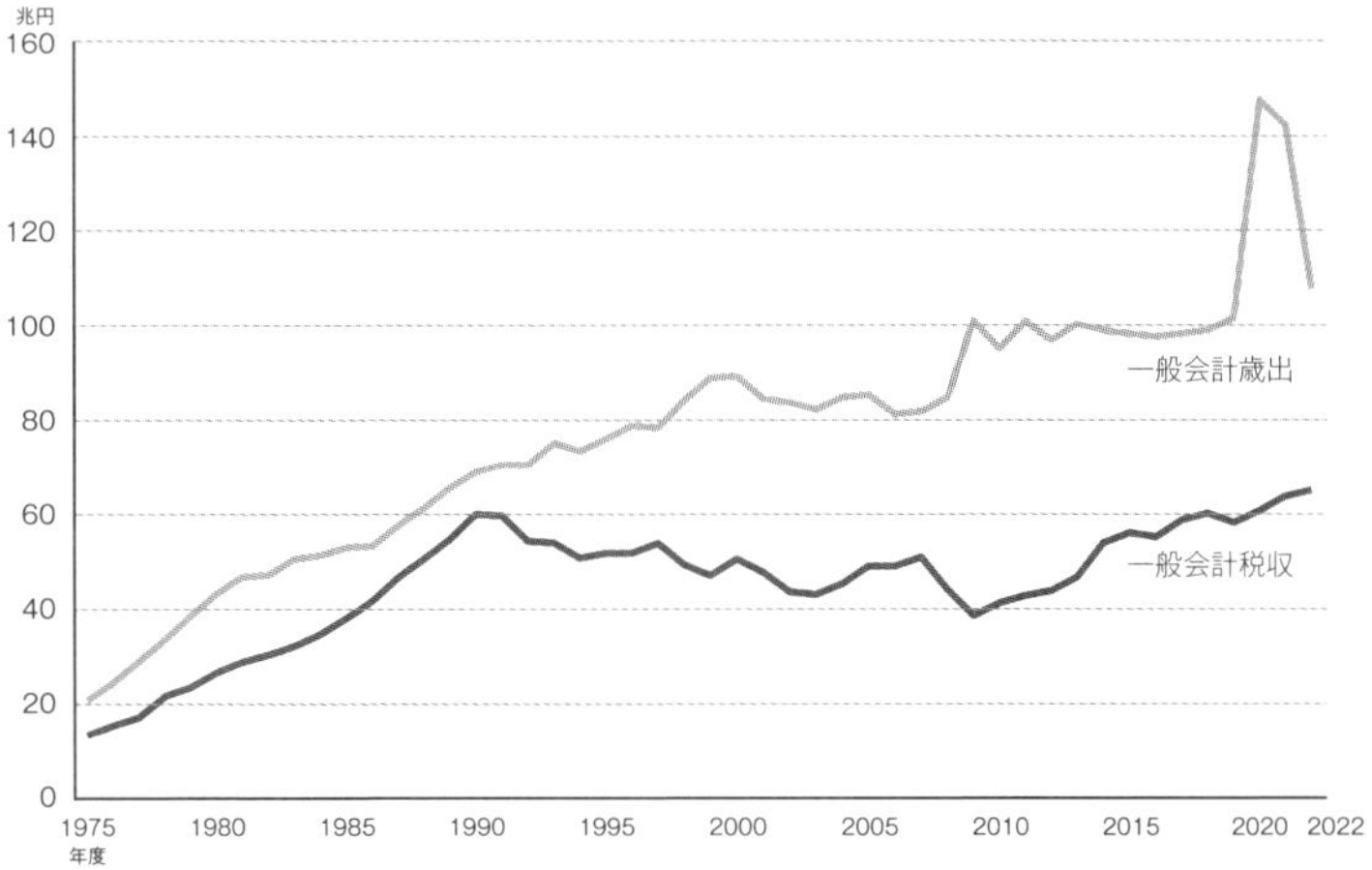

図８：税収が増えていないのに、国の支出は増えている。ふたつの折れ線グラフが「ワニの口」を開いているように見える。
出典／財務省資料

銀は一気に多額の含み損をかかえてしまいます。つまり、政府と日銀は一蓮托生の関係にあり、かなり危ない橋を渡り続けていると思います。このまま日本の財政赤字が続くのであれば、日本政府のデフォルト（国債の債務不履行。国の財政破綻）か、日銀の信任失墜のため、顕著な円安とインフレになることが避けられないと思います。そのようになると、生活のインフラが止まったり、行政サービスが滞ったりするかもしれません。また、生活必需品が値上がりしたり、失業者がたくさん出て今よりもはるかに厳しい時代が来るでしょう。いつかはそのような時代が来るが、それは自分が死んでからだからかまわないと思っている政治家、官僚が多いのではないかと疑います。しかも、昨今の情勢を見ると、世界的にインフレが進み、金利が上昇する時代です。日本だけが金利を低い状態に抑え込むのは難しいと思います。金利上昇（つまり国債価格の低下）の時代が間もなく来て、政府の財政状態の更なる悪化、日銀の財務状況の悪化という状況が遠からず来ると私は思います。

もし、それが30年後ならば、まだ時間があります。でも3年後ならばどうでしょう。2022年には大きく円安が進みました。これは米国や欧州が、インフレ対策のため金利を上げているのに、日銀は逆に長期金利を低く押さえこんでいることが原因です。もちろん、真の理由は日銀総裁しか知らないことですが、長期金利があがると、日銀が保有する国債の含み損が一気に大きくなることを恐れているのが理由の一つではないかと考えられます。そのことに海外投資家も含め、みんなが少しずつ気づいてきています。大きな積み木（ここでは借金）を積み上げているうちは、みんな見上げるだけで、実害はないので行動を起こしません。（図9）しかし、崩れてしまえば一気に周りに被害が及ぶので大騒ぎになるでしょう。すでに崩れる予兆が見え始めています。

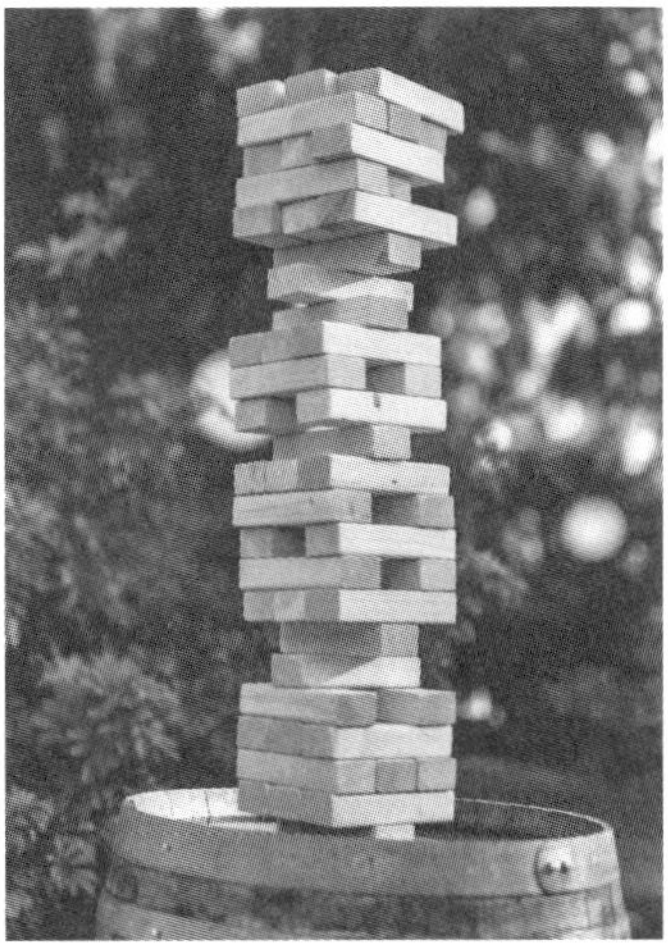
図9：積み木の図
出典／ https://unsplash.com/

■日本は炭鉱のカナリアである

日本は、21世紀の「先進国」の中でも、少子高齢化と国家財政のバランスにおいて、最も危険な国だといえます。たしかに、少子高齢化は、ほかの先進国や東アジアに共通の問題です。また、財政悪化についてもアメリカや南欧、その他の発展途上国に共通した問題といえます。しかし、その両者を世界最低レベルであわせもっている日本はとても危うい国です。

日本は、1968年の明治維新以来、基本的には欧米の後を追いかけて来ました。なにか問題が起きた時、その問題は歴史上、欧米がすでに経験していることが多く、問題の解決法も欧米が出してくれた解決法を取り入れてきました。後を追いかける立場で済めば、それでもよいのですが、今回は違います。少子高齢化と財政悪化については、たとえばG7の中で日本はトップランナーです。少子高齢化は世界で最速のレベルで進んでいますし、財政の悪化の指標である国債の対GDP比率も今、世界一です。他国からは「日本が大丈夫なら自分たちも大丈夫だ」くらいに思われているのではないでしょうか。「炭鉱のカナリア」という比喩があります。昔、石炭を掘り出すために、炭鉱に入るとき、先頭にカナリアをいれたかごをもって入ったそうです。有毒ガスが発生すると、カナリアが死んでさえずりをやめるため、人間は危険を未然に察知できたのです。少子高齢化と財政悪化に関しては、今、日本は炭鉱のカナリアです。

私は、ヨーロッパやアメリカを見ていても、日本と似たような状況であり、現在の医療は持続不可能だと思って見ています。しかし、彼らにはまだ時間的余裕があります。つまり、日本で起こることを見て対策を立てる余裕があると思うのです。

おそらく、少子高齢化と財政悪化に対して有効な対応ができなければどのようになるかは、世界で日本が最初に経験することになります。今までのように、欧米の真似をしてなんとかするというわけにはいきません。他国は日本の状態をみて対策をたてる猶予がありますが、日本にはその猶予はありません。私たち自身が解決策を考えなければならないのです。

■何を守って何をけずるか

そうした世界と日本の状況を見た上で、医療に話を戻しましょう。日本の医療制度は、長い目で見て有効に機能してきたといえます。「皆保険制度」「フリーアクセス制度」「医療技術の高度化」、これらは日本人の寿命を実際に世界一にのばしました。しかしその裏側で、少子高齢化と医療費の増大と財政の悪化がとても大きな問題になっているのは、今お話しした通りです。このままの状態で、今の日本の医療を持続することは不可能です。

これからは、「何を守って、何を削るか」というとても難しい選択を迫られる時代です。実は、日本の保険制度の中では、これまで、保険治療として認可された検査や治療が認可の取り消しになった例がほとんどありません。いったん認可された治療は、既得権となりますので、その治療があまり意味がないとわかったとしても、その治療が認可取り消しになることはまずないのです。そのため、医療費を減らす圧力がかかりにくい状況です。ですから、国のGDPや税収が伸びない中でも医療費だけは毎年のびてきました。まさに「医療バブル」です。

大半の日本人は、「人の生命はなによりも大事だから、寿命を伸ばすために医療費が増大していくことは仕方がないことだ」と思っているように見えます。しかし、次章以降で述べますが、私の36年間の急性期病院での治療経験からすると、必ずしも患者さんの幸せにつながっていない治療がたくさんあります。とくに高齢者への医療でそのことを感じます。「誰のための治療なのか?」と疑問を感じる場面がたくさんあります。今後、人口減少、高齢者の増加、多死の時代を迎えて医療費を抑制することを本気で考える必要があります。このことは医療関係者や、医療に関わる研究機関、ジャーナリストの方々はある程度、共通の認識として持っていることと思います。現実の政治的な力学として、いったん既得権となったものをはずすのは、反発が強く、精神的にきつい作業だと思います。でも、今それをやらなければ、きっとつらい将来が待っています。

人の命がかかわることですので、医療費は聖域とみなされてきた面があります。その医療費を見直して行動していくことは、国全体として歳出を減らす努力をする機運を高めるでしょう。私は、医療の質をそれほど落とすことはなく、医療費を減らすことは可能だと思います。一度認可された治療でも、優先度が低いと判断される治療は、認可を取り消していく必要があります。とくに高齢者に対する高額で、侵襲的な治療は見直していくべきです。これから、なぜそのように私が考えるようになったかを医療の現場と医療制度に即して、説明していこうと思います。

日本の医療はこのままでは持続不可能である

医療費の増大

- 高齢者人口の増加
- 医療の高度化（新薬や新しい治療法の開発）による高額化
- 医療費の社会保険と公費からの負担は37兆円以上で国家予算の約3割に当たる

少子高齢化の進行

- 医療を必要とする患者さんの増加と支える現役世代の減少
- 日本人が当たり前に享受している国民皆保険制度の収支のバランスが崩れる
- フリーアクセス制度による医療受診の増加
- 2・5人の現役世代が1人の高齢者を支える時代（2022年）

日本の財政の悪化

- 2021年の国の借金は1029兆円で国内総生産（GDP）比率で2・2倍であり世界一
- 金利上昇に伴い、日本政府や日銀の信任が薄れ大幅な円安とインフレの恐れ

▶ **日本のすばらしい皆保険制度は守りつつ、現在の少子高齢化や日本の財政の社会情勢を考慮して医療において何を守って、何を削るかを見直そう。**

第2章　日本人の亡くなり方の変化

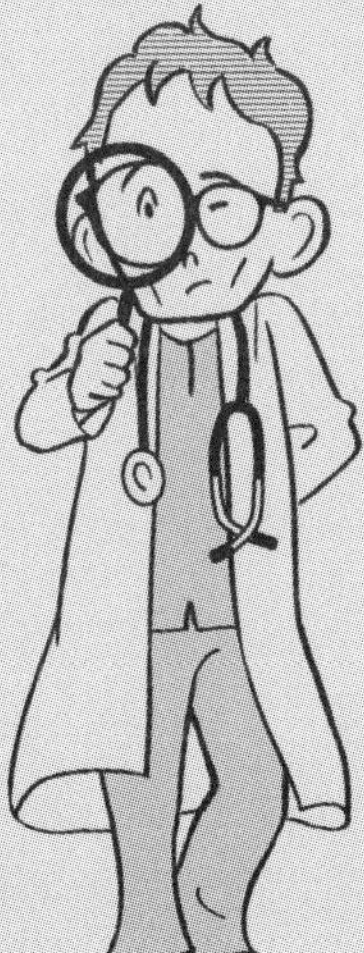

この50年間で日本人の亡くなり方は大きく変化しました。それと同時に死に対する考え方も大きく変化したと思います。私は1962年生まれで、1987年に医者になりました。私の肌感覚では、1990年くらいを境に、日本人の高齢者の死に対する考え方が大きく変わったなと実感しています。高齢者の死は仕方のないことと許容する文化から、高齢者が1日でも長く生きられるように戦うことが正しいことだと考える文化への移行です。「死ねば何も残らない。1日でも長く生きられるように最善を尽くす」という考え方です。その結果、現代の高齢者は、1990年以前の高齢者より長生きして、平均寿命は上がりました。しかし、「亡くなる当人はどちらの方が幸せな亡くなり方だったのかな?」と疑問に感じることがよくあります。そして、このような死生観の変化が、日本の医療制度のあり方や医療費の増大と深く結びついていると感じます。

この章では、私自身の実体験をもとに、この50年で、日本人の亡くなり方と死に対する考え方がどのように変化したかを考察します。

■1970年ごろの人の亡くなり方

私が初めて人の死を経験したのは、1970年小学2年生の時でした。京都府南部の田舎町に住んでいた父方の祖父の死でした。祖父は農業をしており、体は頑健で、酒をたくさん飲んでたばこもたくさん吸っていました。当時の典型的な日本人だったと思います。祖父の家に遊びに行くと、自分の畑でとれた梨をたくさん食べさせてくれて、うれしかったことを記憶しています。夜には、父たちと楽しそうに酒を飲んで、私たち孫たちにも絡んできて閉口したこともよくありました。祖父には、私の父を含めて7人の子供がいて、盆や年始には、子供、孫たちも大集合して、とてもにぎやかなものでした。小学2年生の夏に、父から突然、祖父が間もなく亡くなると知らされました。祖父の家に別れの挨拶に行くと、祖父は座敷で静かに眠っており、いつもは怖かった祖父ですが、その時は私たちを見て、穏やかに頷いていました。夏の暑い日でしたが、当時はクーラーもなく、扇風機に加えて、叔母たちがうちわで祖父を扇いでいました。それから4－5日後に祖父は静かに息をひきとりました。79歳でした。

子供だった私の記憶はそれだけです。当時の状況を知りたいと思い、父の弟である叔父に話を聞きました。叔父の話によると、亡くなる2か月前までは全く元気で農作業も普通にこなしていました。しかし、2か月前に咳と発熱が続くようになり、近くの医院を受診して肺炎と診断されました。その医院から、町内の病院を紹介されて、1か月半ほど入院治療を行いましたが、あまり症状は改善せず、本人の強い希望で自宅に帰ってきたとのことでした。入院での窮屈な生活を嫌っていたことと、最後は自宅で死にたいという思いであったのでしょう。その後は自宅療養を行いました。本当に少しずつですがお粥を食べつつ、近くの開業医の先生に往診してもらいながら、抗生物質の筋肉注射を受けていたようです。子供、孫といった親族、つきあいのあった隣人たちと別れの時を過ごしつつ、自宅療養を始めて一週間ほどで祖父は亡くなりました。

今、医師の経験を積んだ身から考えると、次のような病態であったと推測されます。ヘビースモーカーであった祖父は、肺気腫を患っていたと考えられます。肺気腫になると、現在でも肺炎が治りにくく重症化しやすいのです。実は、私の父も肺気腫に伴う肺炎で亡くなりました。肺炎が長引くと、ご飯が食べられなくなり栄養状態が落ちます。現在では、中心静脈栄養や胃瘻による栄養を行いますが当時はそのような治療を高齢者に行うという考え方はなかったと思われます。そのため、栄養状態が極度に落ち、体が衰弱して、最終的には感染に打ち勝てず、命を落としてしまったと考えられます。

その夏は弔いの夏でした。お通夜、お葬式、その後に行われる法事に何度も祖父の家に足を運びました。最初のうちは、祖父の死への悲しみが、その場を覆っていましたが、何度も集まっているうちに、集まりは徐々ににぎやかな宴のようになっていきました。それを見た私は、子供心に、このようにして人は亡くなり、周りもそれを受け入れて、世代交代が行われていくのだなと感じました。

それから数年後には母方の祖母がなくなりました。88歳と当時ではかなり高齢でした。認知症を持ちながら､最後まで何とか自分の身の回りのことができていました。孫の私に｢アイスキャンディを買ってきておくれ」と頼むお茶目な祖母でした。とくにこれといった大病はありませんでしたが、年齢とともに徐々に衰弱してきました。散歩中に転倒して通りすがりの人がおんぶして帰ってきたこともありました。亡くなる数か月前から徐々に衰弱が激しくなり、最後は熱が出て食べられなくなり病院に運ばれました。小さな個人病院であったと思いますが、老衰と診断されて数日後に亡くなりました。

ここでは私の祖父母の例をあげましたが、1970年当時は、私の祖父母にかぎらず、一般的に高齢者は在宅で看取ることが多かったと思います。しかし、在宅で看取ると言っても、在宅での療養期間はたいていそれほど長いものではなく、1か月を超えることはまれであったと思います。また、子だくさんの時代でしたので、兄弟姉妹がたくさんいることが多く、私の祖父の場合、最後の一週間は、子供たちが交代で、夜通し看病していました。ですから、現在のように、在宅で介護をする特定の人に、長い間大きな負担がかかり続けるということは少なかったと思います。なにより、年をとれば衰弱して亡くなるのは当然で、自然の摂理であるということが、当時の日本人の共通認識であったと思います。今の用語で言えば、「健康寿命」と実際の「寿命」にほとんど差がなかったと思います。医療現場でも、70歳以上の高齢者に人工呼吸器をつけるなどの侵襲的治療は思いもよらぬ治療であったでしょう。

なお、本書では「侵襲的治療」という言葉がよく出てきますので、ここで解説しておきたいと思います。侵襲的治療の意味は、ざっくり言うと「体に負担のかかる治療」という意味です。具体的には、人工呼吸や人工透析、大きな手術のことを指します。定義として、どこからが侵襲的治療という明確な境界線があるわけではありません。たとえば同じ病気に対して、手術か薬物治療かを選択するとき、手術の方を侵襲的治療、薬物治療を非侵襲的治療と言います。治療の選択肢の中で、より体に負担のかかる治療を侵襲的治療という言い方をします。侵襲的治療の方が当然ながら高額であり、非侵襲的治療に比べて数倍から10倍の費用と、多大な人手を必要とします。「侵襲的治療」は本書のキーワードになりますので、ぜひ覚えておいてください。

■1990年前後の様子

次は1990年頃の様子をお話しします。1987年に私は医学部を卒業し、市中病院で臨床研修を始めました。この頃、癌や心筋梗塞といった疾患に対する治療はどんどん進歩してきました。そうした医療の進歩もあったため、高齢の患者さんは体調が悪くなると、ほとんど病院に入院して治療を受けていました。1990年頃は、最終的に病院で亡くなる人の割合が増えてきた時期でした。それでも、高齢者の終末期（状態が悪化してから亡くなるまでの最後の医療の期間）はそれほど長くはありませんでした。70歳というのが高齢者の一つの区切りであったように思います。医療現場でも、「高齢者には、侵襲的治療は控える」という暗黙の了解がありました。患者さんの家族と話し合う時も、「もう年ですし……」というようにお話しして、点滴や酸素吸入といった負担の少ない非侵襲的治療を選択しました。それでよくなる方はそれでよし、よくならない方は「寿命ですね」ということを医師の側も患者さんの側も受け入れていた時代です。最後は病院で亡くなるケースが多くなっていましたが、同居する家族の方から「人工呼吸器による人工呼吸をしてでも助けてほしい」と言われたことはほとんどなかったと記憶しています。現在と同じように、それまで自宅で何とか生活できていた人が、肺炎や心不全で急に悪くなることは、当時でも多かったのですが、それでも高齢者に侵襲的な治療を希望されることはほとんどなかったと記憶しています。ここが今とちがうところです。そして、非侵襲的な治療で大部分の人はよくなって退院しましたが、一部の人はそのまま病院で亡くなりました。高齢の方に侵襲的治療はしない、ということが社会全体の意識として共有されていたように思います。死生観が現在とかなり違っていたように思います。

死生観と、もう一つ今と大きく違っているところがあります。社会の医療に対する寛容性です。当時は、若い研修医が一人前の医師として、たった一人で当直（夜間の時間外勤務）をすることもありました。これは今では考えられないことです。私の勤務した病院では、研修医が当直するとき、上級医が相談に乗ってくれる体制がありました。しかし、研修医が軽症だと判断すれば、研修医の判断のみで患者さんを帰宅させていました。ですから、ときには研修医の判断ミスで患者さんの死につながることがありました。それは当然よくないことであり、当時も問題として取りあげられました。しかし、現在のように研修医個人を特定して、SNS等で個人攻撃するようなことはありませんでした。その意味で、社会的な寛容性は保たれていたと思います。私自身も研修医時代は、いきなり人の命を預かる役割を託されて、とても緊張した覚えがありますが、とはいえ特別なストレスはなく、医者としての研修、研鑽に集中できたと思います。

その点、現在の研修医はとても気の毒だと感じます。当直で研修医が診察というだけで、患者さんから色眼鏡をかけて見られることはよくありますし、もし診察で見落としをすれば、後からSNSで実名をあげられる恐れもあります。社会の寛容性がなくなり、個人攻撃が平気で行われる時代になってしまいました。ですから、研修医の方も、「絶対にミスをしてはいけない」

と気を張りつめています。これは私たちが感じていた緊張とは違い、強いストレスを伴う緊張のように思えます。研修医が診断のミスをなくそうとし、また後で問題が起きた時に対応できるよう、どうしても検査に頼ってしまう傾向が生まれます。つまり、過剰検査になり、その分、医療費もかかります。研修医が患者さんを診て、心配ならば上級医と相談しながら相談しながら、詳しい検査をするかどうか判断するという機会も減っています。まず念のため検査しましょうという時代になっています。というのは、相談する上級医もまず検査からはいる時代に育っているからです。このように、現在では、絶対にミスしてはいけないというプレッシャーから、救急外来では検査なしで帰ることが稀になっています。私たちの研修医の時代は、患者さんの話を聞いて、診察をして、大丈夫だろう（それほど大きな病気ではない）と判断すれば検査はしないことが多かったです。検査は行わずに、症状を和らげるお薬を処方して、良くならなければ明日来てくださいねという説明をしていました。（もちろん、翌朝外来医に呼び出されて大目玉を食らうこともありましたが……）現在の、検査偏重の診療は、あまり良いことではないと思いながらも、現代社会の非寛容性をみると、仕方ない面もあるようにも感じています。

■2022年の現在

私が医者になってから36年が経過しました。その間に、日本社会は経済成長のピークとバブル崩壊とバブル後の「失われた30年」を経ました。バブル崩壊後にあたる1990年以降は、経済と社会の縮小を私も肌で感じています。もっとも、私はバブルの時代の騒々しさを嫌っていましたので、私自身にとってはむしろなじみやすい世の中になりました。さて、この間、社会は縮小しましたが、ＩＴの世界と医療の世界は逆でした。医療技術は進歩し、とくに内服薬や注射薬でない非薬物的治療（非侵襲的治療）が発達しました。具体的には手術、機器の挿入やサポート（血液透析、人工呼吸器や体外式膜型人工肺（ＥＣＭＯエクモ）など）による治療です。人工呼吸器やＥＣＭＯ（エクモ）という言葉は、新型コロナウイルスによる肺炎の患者さんの治療に用いられ、マスコミで機械が足りないと報じられたので、聞き覚えのある方も多いと思います。現在では、高齢者に手術や機器の挿入といった「侵襲的な治療」を控えようという考え方はなくなり、80歳や90歳の人にも侵襲的な治療が行われるようになりました。もっとも、高齢者の元気さが昔とはちがうということもあります。70歳はまだまだ元気で、現在の感覚では80歳くらいが「ご高齢」と呼ばれる基準かもしれません。実際、80代、90代でも驚くほど元気な人がたくさんいます。上皇様は78歳で、冠動脈バイパス術をお受けになりました。80歳に近い方がバイパス手術を受けるとは、私が医者になった当時（１９８７年）は考えられなかったことです。上皇様のように、心身ともに元気な高齢者が侵襲的な治療を受けることは私も問題ないと考えます。しかし現在では、かなり衰弱した高齢の患者さんにまで侵襲的治療を行うようになっています。医療の世界では、「死に対して徹底的に最後まで戦う」ことをよしとする傾向が強くなっています。私が子供の頃は多くの人が在宅で亡くなりましたが、現在はほとんどの方が病院で死を迎えます。（図10）諸外国と比べても日本では病院で死を迎える割合が極めて高くなっています。（図11）人間は必ず死ぬものですが、医療の力でぎりぎりまで「死と戦う」空気が強くあります。ちなみに、今の高齢の方は子供と別居である場合も多く、そのため若い人たちは、人の死を間近に経験することはほとんどないのではと想像します。

若い人にかぎらず、現在では多くの日本人が人の死に対してリアリティを持ちづらくなっているのではないでしょうか。一人暮らしの世帯が増え、高齢者と同居する人が少なくなってきました。65歳以上の人の半数以上が、単身か夫婦ふたりで暮らしています。さらに、自宅で死を迎えることが少なくなったために、医療関係や介護関係の職についている人以外は、人の死を目の当たりに体験することが減ったと思われます。そのため、今まで死というものを意識しなかった人が、

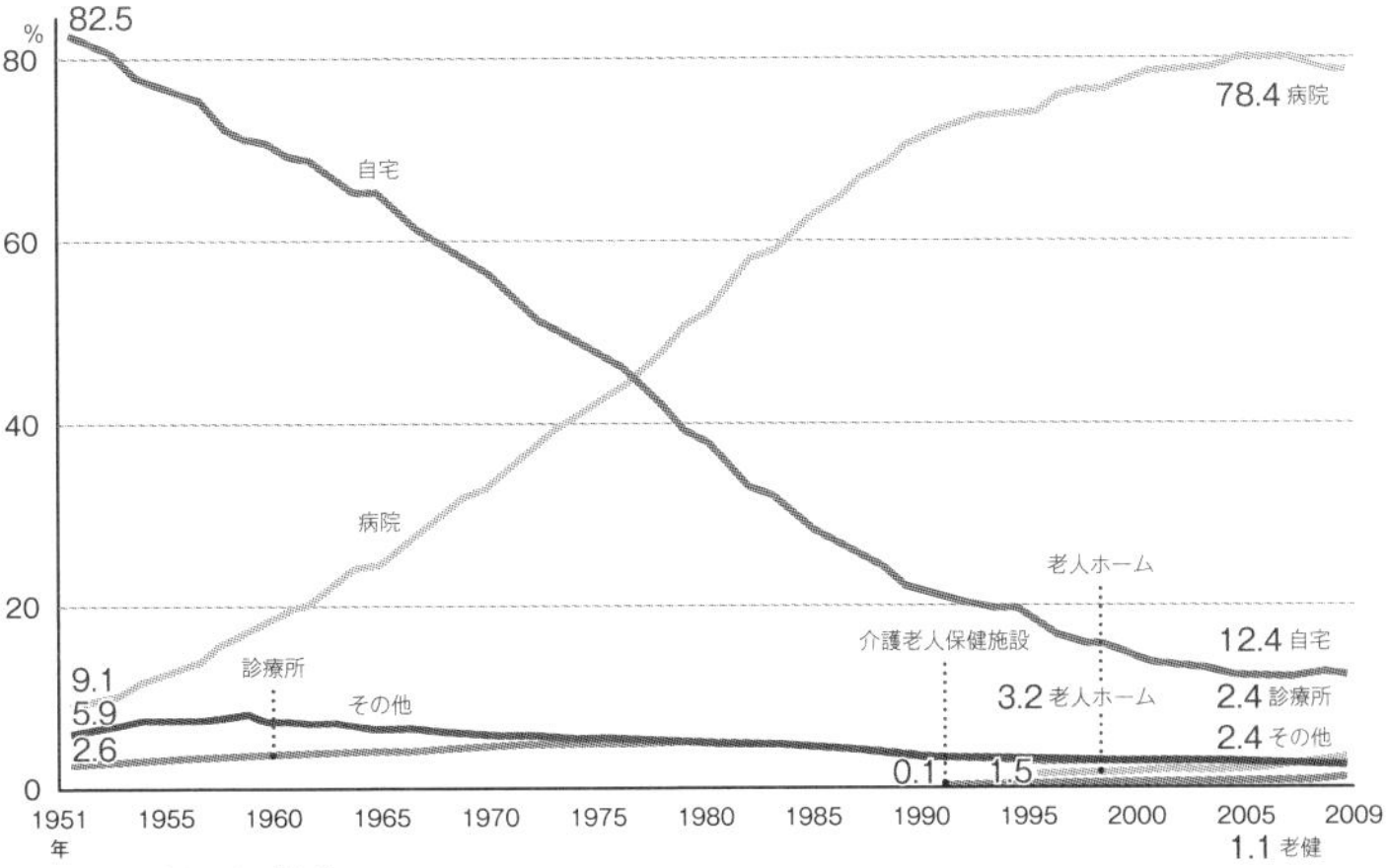

図 10：死亡場所の推移

1994年までは老人ホームでの死亡は、自宅に含まれている。　出典／厚生労働省「人口動態調査」

自分や近親者が死ぬかもしれない、という状況に突然、直面することが起こります。そうした時に「一日でも命が長くなるようにしてほしい」と希望されることは、私としても自然な感情だと感じます。しかし、現実の高齢者は体の予備力が衰えていて、かつ症状が出にくいので、気づいた時にはとても悪くなっていることが多いです。家族の方は「少し前までは元気だったのに」「この前会った時はふつうに歩いていたのに」とよく言われます。でも元気といっても歩くスピードがかなり落ちていたり、検査をすると腎臓の機能が落ちていたりすることは本当によくあることです。こういう場合に、子供の時から高齢者と同居し、高齢者の死を身近に何度か体験している人なら、今まで元気だった高齢者が急に悪くなる可能性があることを身をもって理解しています。先にあげた私の祖父母の経験もこれにあたります。しかし、実際に身近な人の死を体験していなければ、少し前まで元気にしていた高齢の家族が急に悪くなるということが受け入れられないので

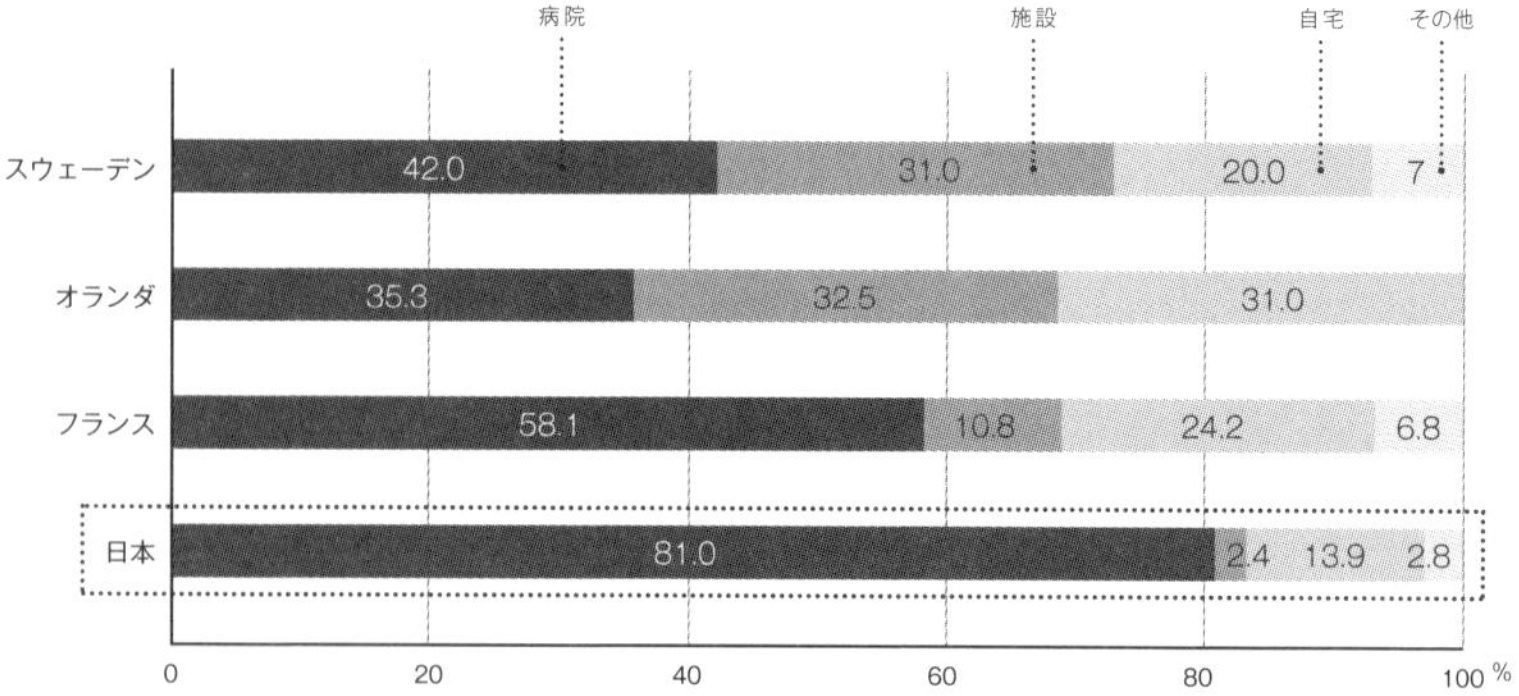

図11：死亡の場所（各国比較）
日本では欧米に比べても多く、80％以上の人が病院で亡くなっている。
出典：医療経済研究機構「要介護高齢者の終末期における医療に関する研究報告書」

はないでしょうか。すると、「侵襲的治療」であっても、高齢の方の負荷が大きくても、とにかく寿命を伸ばす処置をしてくださいと望まれる気持ちもわかります。しかし、そういう侵襲的治療をおこなうことが、実は体の弱っていたご本人や、それ以後も患者さんを見守ることになるご家族の方にとって本当に幸せでよいことなのかは、かなり疑問が残ります。でも、現代では、医師が勝手に治療方針を決めるわけにはいきません。本人またはご家族の要請に応じて治療方針を決めなければなりません。そして、命を助けるだけならば何とかなる時代になってきています。そうした医療の現場で、患者さんやご家族と接していて、こちらの方が苦しく、もどかしい気持ちになることが何度もありました。

■死について考えよう

健康長寿は、大多数の人にとっての願いです。しかし、現在の日本では、健康ではない状態、日常生活がかなり不自由な状態で長く生きている方が多いのも事実です。その方の配偶者が元気で献身的に介護されている場合、または子供さんが献身的に介護されている場合は、その方は幸せです。日常生活は不自由でも、配偶者や子供さんの愛情に支えられているからです。私が外来診察で患者さんを診察する時も、付き添いで来られる家族が、献身的に患者さんを支えておられる様子を見て、本当に頭が下がる思いがします。私自身も同居の両親を亡くしましたが、彼らのように手厚く両親の面倒をみることができませんでした。そして、意外なようですが、献身的に家族のサポートを得ている方が悪くなったときには、ほとんどの場合、家族の方は侵襲的な治療を希望されません。本人がつらい思いをしながら生きてきたことも、家族の方も精一杯のことをしてきたこと、そしていつかこの日を迎えることもすべてわかっているからでしょう。ご本人が亡くなる、その時が来たら受け入れようと心が決まっているのだと思います。ですから、侵襲的治療をしないという選択をすることが多いのです。自然に衰弱し、死を迎えるタイミングが来たら、受け入れるという姿勢は、日本人の歴史でつい30年前までは行ってきたことです。死に向き合いながら生きてきた患者さんや献身的に介護してきたご家族の方は、死について考えてきたからこそ、死を受け入れる準備ができていたのです。

しかしながら、ふだん同居していない家族の場合、そこまで準備ができていないことが多いです。親が非常に悪い状態で入院した時、子供さんに「機械による人工呼吸をしますか?」と確認すると、多くの場合にとても迷われます。ちなみに現在、医師が勝手に機械による人工呼吸をしないという判断はできません。また、一度、人工呼吸の治療を始めた場合、医師一人の判断で治療をやめる(人工呼吸器を取り外す)こともできません。どちらのケースにしても、「人工呼吸をしない」という判断ができるのは、患者さん本人とご家族です。その人たちがはっきりと同意した場合にだけ、人工呼吸をせずに看取るという選択ができます。ですから、患者さん本人の意思が確認できず、しかもふだん同居していないご家族が判断しづらいという場合は、医師や医療チームがきちんと説明する必要があります。ここでのコミュニケーションがとても大切なのですが、時間的に切迫していて、ゆっくり話し合う時間がなく、どうしても短時間の話し合いになります。短時間で、しかも初対面に近い人と、しかも人の命がかかった微妙な問題を話し合わなければなりません。そのため、結局短時間では結論がでないまま、「まあ、ひとまず延命のために人工呼吸をしましょう」となってしまうことが多いのです。しかし、これは患者さんご本人にとっても、ご家族にとっても最善の選択、または幸せな選択なのか、やはり疑問です。

今説明した「合意をとる」コミュニケーションは、「インフォームド・コンセント」(informed consent) と呼ばれる考え方で、今の医療では重要なものです。これは「医師がしっかりと病状や診断について説明をして、治療の選択肢を提示し、患者さんの意向に沿う治療をする」という意味です。本人の状態が悪く、その意思を確認できない時には、ご家族に治療の選択の判断をゆだねます。インフォームド・コンセントは、納得のいく意思決定のために大切なことです。当然ながら、医師と患者さんやご家族とでは、圧倒的に医療に関する情報量がちがいます。医師や医療チームの側から十分に、医療や病気に関する情報を伝えたうえで(インフォームド)、同意を得る（コンセント）のがインフォームド・コンセントです。そうでないと、医療についての膨大な知識を利用した医師が、知識の少ない患者さんをだましたり、誘導したりすることも起こらないとはかぎりません。ですから、可能なかぎり本人の意思を尊重するために導入されました。今では日本にかぎらず、世界的に「インフォームド・コンセント」（説明と同意）を適切にやりましょう、というのが医療の世界の常識です。このインフォームド・コンセントは良識的な考え方なので、それ自体としてはよいのですが、難しいのはさきほど例に挙げたようなケースです。急に容態を崩した患者さんも、そのご家族も、説明を受けたものの、知識というより、肌感覚や倫理観、世間体などの部分で、どうしていいかわからなくなってしまうことがあります。私としては、人工呼吸で延命しても、ご本人もご家族も幸せを感じられず、余計に苦しむというケースをたくさん見てきているのですが、だからといって「人工呼吸や延命措置はしない方がいいですよ」と言ってしまえば、それは価値観の押しつけになり、インフォームド・コンセントの原則に反してしまう可能性もあります。

ここが難しいところであり、限られた時間の中で、十分な情報を前もって持たない方々に、医療の機微まで理解してもらうのはやはり難しいです。私自身は経験も重ねたので、ある程度まで本音を冷静にご家族に伝えることができるようになったと思います。しかし、若い先生はそうはいきません。どうしても選択肢を並べて「さあ、どうしますか」という説明になることが多いです。その状況では、短時間でご家族の方に明確な判断をしてもらうのはかなり難しいと思います。このように、「誰が悪い」ということではないのですが、高齢者の侵襲的治療については意思決定をめぐってかなりの難しさがあるのです。

こうした事情により、同居家族のいない患者さんの場合、結局は侵襲的治療につながることが多くあります。まず、入院した時点では、侵襲的治療をするかどうかの結論が先送りにされることが多いです。しかし、入院中に患者さんの状態が悪くなり、結局は侵襲的治療が高い確率で行われているのが現状です。というのも、延命処置をするかどうか結論が出ていない時に、患者さんが危篤になれば、我々医師は原則、延命処置をしなければならないからです。こうして、誰かの明確な判断がなくても侵襲的治療をすることになります。

もし、患者さんご自身が判断（意思疎通）できたならば、おそらく侵襲的治療による延命を望まなかっただろうと思うこともしばしばあります。実際に、侵襲的治療を行っても助からない患者さんも少なくありません。一方で、医療技術の発達により、侵襲的な治療で５０％以上の患者さんは救命できます。しかし、身体的にも認知的にも入院前の状態には戻らず、より不自由な状態で退院されることが多いです。すると、自宅に帰ることができず、そのまま介護施設（老人保健施設、特別養護老人ホーム、有料老人ホームなど）に入るケースも多いです。そして、しばらくするとまた容態が悪くなり入院が必要なる、そうやって入退院をくり返すうちに、最後は退院することができずに病院で亡くなる……という形で亡くなる高齢の方は、実はたくさんおられます。その期間は、最初に入院してから平均して1－2年間だろうと思います。

現在、若い世代の方は都市部に住む傾向にあり、両親が地方に住んでいる場合、距離が離れます。統計で見ても、半数以上の高齢者（65歳以上）は配偶者と二人で住むか、独居です。そのような状況で、親の容態が急に悪くなったら、子供さんたちは非常に困る、そのお気持ちも本当によくわかります。若い世代の方にぜひお願いしたいのは、時々は親の家に帰って、もしもの時どうするかについて話をしていただきたいということです。「死について話すなんて、縁起でもない」と思うかもしれませんが、私は今の日本人に極めて必要なことだと思います。普段から、自分のことを含めて、近親者にもしものことが起こったらどうするかを考えていただきたいと思うのです。現代は、とてもせわしなく、みんな忙しすぎます。かくいう私も、医療の現場で多くの人を看取ってきたとはいえ、実は50代半ばまでとても忙しく暮らして、「生きることや死ぬこと」についてまともに考えてきませんでした。日常生活に忙殺されて、その日の仕事をこなすことだけで精一杯でした。両親とは同居していましたが、死について話し合うことはありませんでした。結局、両親の死は突然やってきました。そのため、今では死について考えることはとても大切だと考えています。仏教の教えにもありますが、「死ぬことを考えることはよく生きること」につながります。

現代では、健康寿命と平均寿命の差が、男性では9年、女性では12年あると言われています。（図12）たしかに、その間に介護を受けながら幸せな老後を送られている人もたくさんおられます。しかし、介護の程度にもよります。濃厚な介護（たとえば、寝たきりの状態）を受けながら、配偶者や家族に迷惑をかけてまで生き続けたくはない、というのがほとんどの高齢の方の思いではないでしょうか。また、現在では子供の数が減っていること、核家族化が進み子供たちが都市部に住むようになったため、身内の介護を特定の一人（配偶者の方や一人の子供さん）が背負っていることが多く、そのことは介護者にも大きな負担になっています。これはお互いに心が苦しくなるところでしょう。

もちろん、人が考える幸せの基準は本当にまちまちです。それぞれの人生観や死生観もあるでしょう。それは前提として尊重すべきです。また、医療や福祉の関係者が、平均寿命や健康寿命を伸ばす努力を続けることも、職業上よい

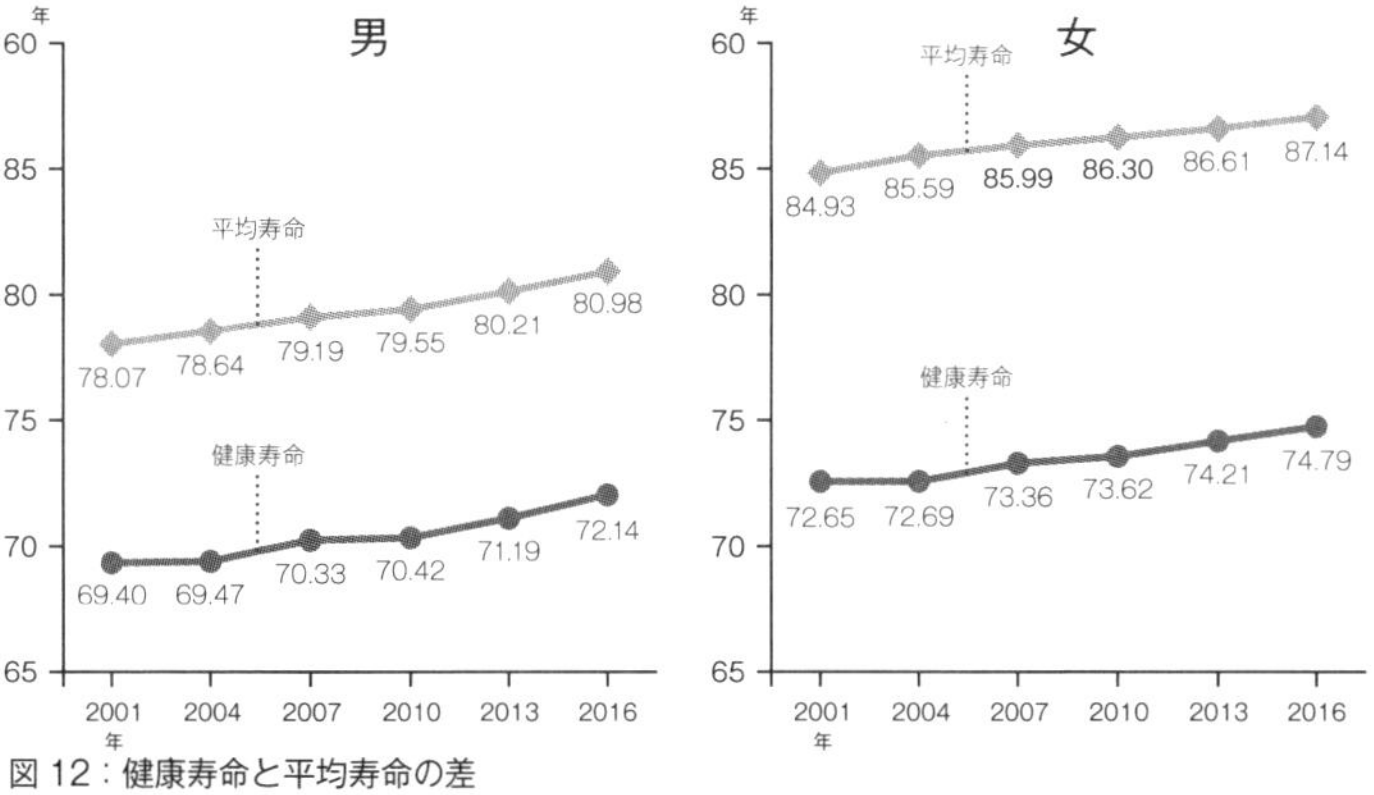

図 12：健康寿命と平均寿命の差

出典：厚生労働省「簡易生命表」ほか

ことと考えます。私がここで一つお伝えしたかったのは、ご本人やご家族が内心では望まれない治療を行うことによって、寿命を一日でも伸ばせばよいという治療や医療のあり方に対して私は懐疑的だということです。状態が悪くなって運ばれた患者さんは、しんどくて意識がもうろうとしており、自分でしっかりと意思を表明できないことも多いです。ご家族も、内心では侵襲的治療はいらないと思っていても、「人工呼吸はいりません」と言ってしまっては、世間や親戚に冷たい家族だと思われないか、また、後で後悔しないかという気持ちが働き、判断に迷われるのでしょう。

私たち日本人は、生と死について自分の考え、自身の死生観を持とうともっと努めるのがよいと思います。現代の生活、とくに都市部の生活は、死から離れすぎています。人の死を間近で見ることが少なくなり、日常生活で人の死を意識することは少なくなってきています。経済発展によって実現されるきらびやかな幸福の方に、日々の考えが寄り過ぎているのかもしれません。私は、日頃から自分が死ぬときのこと、家族が死ぬときのことをイメージすることが必要だと思います。私たち急性期病院の医師は、日常的に人の死に遭遇しています。人があっけないほど急に亡くなる場面をくり返し経験しています。ぜひ、ご自分や近親者にもしものことが起きたときのことを考えておいてください。とくに高齢の親がおられる場合は、元気なうちに親の希望も聞いておくようにしていただきたいと切にお願いします。

■Covid‐19の影響

2020年からCovid‐19感染症が起きて、多くの人が死について考えたり、意識したりしたと思います。私たち医療者も、隔離されて一人で死んでいかねばならなかった方をいく度となく目の当たりにして、とてもやるせない思いをしました。普段は人の死を身近に経験する機会のない、医療関係者以外の人々も、人の死というものを真剣に意識して、また自分が死ぬときはどうありたいかを考える機会もあったかもしれません。私は今回のCovid‐19感染症が日本の医療を変えるきっかけになると考えています。この原稿を書いている2023年1月、連日過去最多の1日500人の方がCovid‐19に関連して亡くなっておられます。しかし、社会はそれを受け入れて、感染対策と経済活動の再開の両方を進めています。これには賛否両論あるでしょうし、自分や身近な人が死を前にする時には、経済活動の再開を冷静に見つめるのは大変難しいと思います。しかし、私はコロナに向き合う医療の現場にいたメンバーの一人として、前向きにこの状況を捉えています。一時期は人工呼吸器が足りないとか、ECMO（エクモ）がどうだとかマスメディアでも騒がれましたが、現在ではそのような声は聞こえてきません。オミクロン株になって、感染者は多いけれども、Covid‐19による重症の肺炎が少なくなったことがメインの理由だと思いますが、初期のころは相当の高齢者まで、人工呼吸器やＥＣＭＯ（エクモ）をつけていました。しかし、現在の医療現場では、高齢者では人工呼吸をせずに自然に看取っていることが多くなっています。高齢者がＣｏｖｉｄ－19に感染し、肺炎のためや、感染が引き金となって持病が悪化して亡くなるのは仕方がないという認識を、自然と共有しているのだと思います。それを日本人らしく言葉には出さず、社会の空気として共有しているのでしょう。そのために3年の月日が必要でしたが、それでも私は貴重な体験だったと思います。そして、このＣｏｖｉｄ－19の経験が、日本人が死について考えるきっかけとなり、高齢者に対する過剰な医療（とくにこの章で述べた侵襲的治療を指しています）を減らし、際限のない医療費の増大を見直すきっかけになることを期待しています。

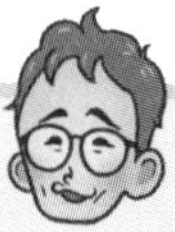

日本人の亡くなり方の変化

1970年頃

・年を取れば亡くなるのは当然という考え方。同居家族に自宅で看取られる

・健康寿命と実際の寿命の差が小さい

・70歳以上の高齢者に侵襲的治療は行われていなかった

1990年頃

・医療の進歩とともに病院で亡くなる方が増えてきた

・高齢者への侵襲的治療は控えられていた

・医療の中で起こるミスに対する社会的寛容性も保たれていた

2022年の現在

・「一日でも寿命が伸びるのがよい」という考え方

・高齢者への侵襲的治療が一般的になってきた

・非寛容な社会になり、医療ミスに対して、個人攻撃を含む攻撃がなされる

現在は人の死を体験したり、死について考えることが少なくなっている。超高齢社会において自分や身近な人の死について考えること、受け入れる準備が必要。

第3章　そもそも人はなぜ死ぬのか？

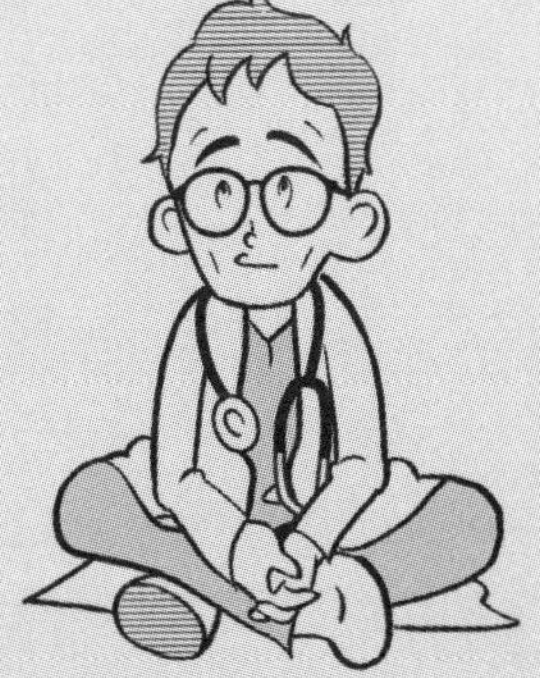

この章では人はなぜ死ぬのかを考えたいと思います。現代では死は忌むべきもの、できるだけ遠ざけたいもの、考えたくないものと考えられています。医学は人を死からできるだけ遠ざけることを目的に発達してきました。そして平均寿命が80歳を超えた今も長寿へのチャレンジが続いています。最終的には不老不死を目指して、あくなき探求が続いています。

この章では、生命の歴史を簡単に振り返り、生物学で考える「死の意味」について考えてみます。生物学では、死は次世代への入れ替わり（turn over ターンオーバー）であり、生物の生き残りのために必要な要素と考えられています。人（生物学では「個体」という無味乾燥な言葉になりますが）は死ぬことによって次世代にバトンタッチして、人類という種がより長く生き残る可能性を高めるという意味で、ポジティブにとらえられています。

生物学は、この数年間私が興味をもって独学で勉強した分野です。私自身にとっても難しく、それを皆様にわかりやすくお伝えすることはとても困難だと思います。また、生物学者の先生からみると、不適切な内容があるかもしれません。それらを承知のうえで、あえてこの章を書いたのは、この分野を勉強することによって、私自身が、かなり決定的な考え方の変容（mind change）を自覚したからです。現代の医学にもやもやした葛藤を覚えていた自分に新しい道筋を示してくれました。

少し難しい内容で、しかもわかりにくい説明かと思いますが、おつきあいください。

■生物学から見た「死」とターンオーバー

現代の医療と生活では、死は「忌むべきもの、できるかぎり遠ざけたいもの、見たくないもの」という考えが主流であるように思います。第2章で、「医療の世界では『死に対して徹底的に最後まで戦う』ことをよしとする傾向が強くなっている」という話をしました。具体的には、衰弱した高齢の患者さんにまで侵襲的治療を行うこと、日本では多くの方が病院で死を迎えることとを挙げました。もともと医学は患者さんが治り、その苦しみが和らぎ、長く生きられることを目指して発展してきましたから、その結果と言えば、そうなのかもしれません。しかし、私は生物学を学び直して、死に対して別の見方をするようになりました。死にも肯定的な意味があると知ったのです。

生物学から見た死には、「ターンオーバー」（命の引き継ぎ）という積極的な役割があります。私たちの体は、遺伝子（DNA上にある情報）によってどのように作られるかが、かなりの程度、決まります。この遺伝子は、親世代から引き継がれ、子供世代に引き渡されていきます。それを繰り返すことによって命はつながってきたし、つながっていくのです。そして、遺伝子と生命を受け継がせるという役割を終えた親世代は死んでいきます。これを「ターンオーバー」と言います。死によって、前の世代から次世代へと命を受け渡していくのです。生物学では、地球上のすべての生命（細胞）は、一つの細胞から生まれたと考えられています。すべての地上の生物は、30数億年前に偶然に生まれた、たった一つの生命（細胞）が起源になっています。たった一つの細胞が、30数億年という気の遠くなる時間を経て、多方面に進化して現在に至っています。人も、多種多様な生物のなかの一つの種なのです。そう考えると、壮大な生命の営みが浮かび上がります。

ところで、このターンオーバーという仕組みは、何らかの目的をもってできたわけではなく、自然と、ある意味では偶然にそうなったと考えられています。「ターンオーバー 命の引き継ぎ」という仕組みをもった種が、長い年月を生き残ることができて、現在存在しているのです。一つの細胞が一つの個体である単細胞生物の場合、メスもオスもなく、細胞分裂によって数が増えていきます。たくさんの細胞によって一つの個体を形成する多細胞生物の場合、その多くの各個体はメスとオスに別れ、二つの個体の細胞の遺伝子をかけ合わせることによって、より多様性をもった次世代に命を引き継ぐという仕組みをもっています。ヒト（ホモ・サピエンス）もメスとオスに別れた種であり、二つの個体の細胞をかけ合わせた、より多様性をもった次世代に自分の遺伝子を託すという、遺伝子の引きわたし（ターンオーバー）の仕組みをもっています。

もし、永遠に壊れない個体があったら、どうでしょう。その時は「ターンオーバー」は起こりませんし、必要なかったでしょう。一度生まれた生命が永遠に生き続けたらよいからです。しかし、現実に個体が死なないということはありません。樹木の中には数千年を同じ個体として生きてきた、と認められるものがあります。日本では、屋久島の「縄文杉」が長寿の木として有名です。しかし、樹木も長い目で見れば、世代交代をしていくでしょうし、どんな生物種の個体も、時間の経過とともに少しずつ劣化していきます。もしかしたら、進化の歴史の中には、永続する個体を作ろうとした種が存在したかもしれませんが、それははかないませんでした。長い年月の間に起こる、環境の変化に対応できないからでしょう。結局、生物の生き残り戦略は、ターンオーバーを通じて、多様性を持つ子供世代に命を引き継ぐという仕組みになりました。

人が必ず死ぬのも、そのためです。それぞれの個体には一定の期間を生き抜いたら亡くなってもらい、遺伝子を受け渡された次の世代が、新しい環境に適応し、生き残っていく。ヒト（ホモ・サピエンス）も、このような生き残り戦略をとっています。ですから、人も一定の時期が来ると必ず死にます。何冊かの生物学の入門書を読み、ターンオーバーの仕組みをはっきりと理解した時、私は目からうろこがおちる思いでした。

人の死（医療では看取りですが、生物学では個体の死です）は、生命の進化や環境への適応の過程でどうしても必要なものであり、その点で、死には肯定的（ポジティブ）な意味があったのです。現代の医療や生活では、「死ねばすべてなくなる、命を守るためにありとあらゆる手を尽くさなければならない」という考え方が主流です。しかし、私は「人の死には意味がある」と感じるようになり、その結果、「何が何でも命を助ける」という考え方から「人はいずれ死ぬものだから、その人らしい死に方を考えながら治療をしていこう」と考えるようになりました。

■生命の誕生と多様化

生命とはなにを指すのでしょうか。さきほど「生命、生物、細胞」といった言葉を使いましたが、ここで生命をもつ生物の定義を考えてみましょう。現在の生物学では、生物とは以下の３つの機能や構造をもつものと定義されています。

①自己複製できること
②エネルギー代謝があること
③外界との境界を持つこと

簡単に説明すると、①「自己複製」というのは、生物が細胞分裂によって、自己と同じ細胞を作る能力のことです。②「エネルギー代謝」とは、細胞が外からエネルギーを取り入れて、そのエネルギーを使い生命活動を行うことです。植物の光合成もそうですし、私たちが米や魚を食べて、そのエネルギーで活動することもこれに当たります。③外界との境界を持つというのは、皮膚や膜を指します。単細胞生物ならば、細胞膜が外界との境界に当たります。なお、ウイルスは、「エネルギー代謝」のしくみを持っていないので、自分だけで増殖することができず、人などの細胞の中でしか増殖することができません。そのため「生物」に含めないことが一般的です。

さて、現存する生物のすべては、上記の3つの機能や構造のためにいくつかの共通の道具を使っています。まず、①自己複製の際の遺伝情報は、DNAまたはRNAと呼ばれる核酸が担当します。②エネルギー代謝はタンパク質が担当します。③外界との境界は細胞膜が担当します。現存するすべての生物が、すべて同じ道具を使っていることから、地球上のすべての生物の起源は一つと考えられています。それがどこで、どのようにして生まれたのかは解明されていません。

生命の基本的な単位である「細胞」は、分裂して増えます。その時、細胞の中にあるDNA（遺伝情報が記録されたもの）は複製されます。2つに分裂する細胞のどちらにも、等しくDNAは引き継がれます。DNAは、真核生物の場合、細胞の中の「核」に入っています。核はいわば細胞の図書館です。DNAには、その細胞が生きていく上で必要な情報がすべて詰まっています。DNAは二重らせんの形をしていますが、その情報は必要に応じて細切れにRNAに写し取られます（「転写」という）。RNAは二重らせんではなく、一重の鎖あるいは糸のようなものです。このRNAは核の外に出て、リボソームというタンパク質製造工場に行きます。そこで、RNAの情報に基づいてタンパク質が合成されます（「翻訳」という）。RNAはDNAとよく似た構造であり、DNAと同じように4つの塩基からできていますが、RNAは壊れやすく、DNAという図書館から、一部のコピーを取る役割をするのに適しています。さて、この一連の情報の流れ（DNA→RNA→タンパク質）は、「セントラルドグマ」と呼ばれます。実は、現存する生物のほぼすべては、体を作り、保ち続けるためにこの同じシステムを採用しています。（図13）ほとんどすべての生命が同じ仕組みを使って、生命としての体を作っていることには不思議な驚きを感じます。

生命が誕生した当初は、遺伝情報はDNAではなくRNAが担当していたと考えられています。RNAが自力で自己複製を行って細々と生命をつないできたと言われています。その後偶然に、RNAの情報から、自然界にあったアミノ酸を使ってタ

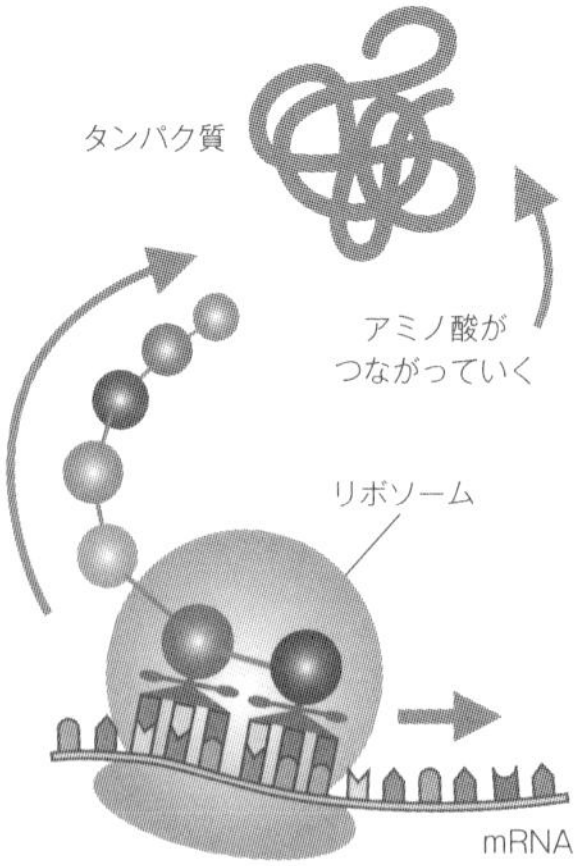

図 13：タンパク質を合成する仕組み
出典：リボソームの働きにより、mRNA からタンパク質が合成される。「セントラルドグマ」と呼ばれる仕組みの一部である。

ンパク質が作られるようになりました。タンパク質は反応速度を速めるという触媒作用があり、そのためにRNAの複製が格段に効率的にできるようになりました。外部とは境界をもった膜（細胞膜）の中で、核酸とタンパク質が協調して自己複製ができるようになったのが最初の生命（細胞）です。このように、生命は何らかの目的をもって誕生したのではなく、ものすごい偶然の産物として誕生したのです。しかし、一度生命が誕生すると、自然界に存在した核酸（RNA）とタンパク質の間に正のスパイラルがおこり、自然界にあった材料を使いながら、自己複製が次々と効率的に行われるようになりました。

当初は、核酸─タンパク質以外の仕組みをもった別の生命の試作品がたくさん作られたかもしれませんが、結局は現存する生命は、すべて同じ一つの細胞から由来したものだと考えられています。他の試作品は長い年月の間に、生産性と保存性に劣ったため消滅していったと考えられています。

一つの細胞から始まった生命ですが、遺伝情報の主役はRNAよりもより安定したDNAが担当するようになりました。DNAの情報がRNAに読み取られ、その情報に基づいてタンパク質が合成されます。タンパク質が細胞自体の構造となり、エネルギー代謝を行い、細胞に必要な物質を作り出しているのです。DNAが設計図で、その設計図に基づいてRNAが産生され、RNAの情報に基づいてリボゾームでタンパク質が作り出され、タンパク質が生命としての営みを担当します。このような安定した仕組みのもと、材料がある限り細胞が複製されるようになりました。初期のころの細胞においては、ＤＮＡは膜に包まれた核の中ではなく、細胞の中に裸で存在していました。現在でも、バクテリアなどは膜につつまれた核をもたず、原核生物と呼ばれています。

このように、一個の細胞から始まり、自己複製を続けて来たのですが、自己複製を続けるうちに、一定の割合でＤＮＡの複製の間違いがおこります。複製を間違うと、その細胞から違った機能や構造をもつタンパク質が作られます。大部分の間違いはその細胞の生存に不適な結果を引き起こして、その細胞は死滅したでしょう。しかし、ごく一部の間違いが、その環境で生き残るのにより適した結果を引き起こすことがあります。すると、その間違いを起こした細胞の子孫が、その環境で生き残っていくことになります。それを何十億年というとてつもない時間繰り返すことによって、地球上のほとんどの場所に、その環境に適した細胞が存在するようになったのです。逆に考えれば、適度な割合で間違ってくれたおかげで多様性のある生命がこの世に存在すると言えます。これが、生物の進化における変化（ＤＮＡの複製間違い）と選択（環境に適した変化が生き残る）です。変化と選択が地球上の生命の多様性を生み出しました。これが、ダーウィン（１８０９－１８８２）に始まる進化論の考え方で、現在の生物学では正しいことと考えられています。

■真核生物の出現

30数億年前に生命が誕生して、長い年月が経ったあと、二つの大きな変化が10－20億年前ごろにおきました。真核生物の出現と多細胞生物の出現です。

真核生物では、DNAは核膜に包まれた核の中に存在します。DNAには細胞の遺伝情報が詰まっています。バクテリアなどの原核生物では、核は裸の状態で、細胞内に存在します。真核生物では、DNAは核の中に鎮座するようになり、いわば図書館の中に情報が整頓された状態になりました。さらに、ほとんどすべての真核生物は、エネルギー産生に関しては、ミトコンドリアというやはり膜に包まれた細胞内の小器官で行っています。ミトコンドリアでは、燃料となる糖を酸素を使って効率的に分解し、ATPという体内のエネルギーの貯蔵分子を産生します。ミトコンドリアはもともと独立した生物であったのが、別の細胞と融合して、細胞内の小器官として真核生物の中に入り込んだと考えられています。このように別の細胞が元の細胞に取り込まれることを共生と言います。真核生物は、DNAは膜に包まれた核の中にあり、ミトコンドリアをもち酸素呼吸を行うことにより、効率的にエネルギーを産生できます。

ミトコンドリアを持つことによって真核生物は格段にエネルギー産生の効率があがりました。

ミトコンドリアがもともとは独立した細胞であったという根拠は、核の中にあるDNAとは別に自前のミトコンドリアのDNAを維持していることです。人でも、ミトコンドリアは核の中にあるDNAとは別に、自前のDNAをもちます。核の中にあるDNAは、父親から半分、母親から半分ずつ受け渡されますが、ミトコンドリアのDNAは母親から100%受け渡されます。

植物のもつ葉緑体も、もともと独立した生物であったのが、真核生物の中に入り込んだと考えられています。葉緑体は、太陽のエネルギーを使って、二酸化炭素と水からブドウ糖と酸素を作り、その際にATPを産生します。この働きを光合成と言います。このように共生により、真核生物が誕生し、生物の進化は加速していくことになりました。

地球の大気の組成も生命によって維持されるようになりました。葉緑体をもった植物が太陽のエネルギーを使って、二酸化炭素と水から酸素とブドウ糖を産生する。ミトコンドリアをもつ動物が、ブドウ糖を酸素を使って燃焼させ、二酸化炭素と水とエネルギーを取り出す。大元は太陽のエネルギーを使いながら、植物と動物の間で酸素と二酸化炭素が交換され、地球上の酸素と二酸化炭素は一定の割合で均衡するようになりました。太陽のエネルギーを使い、葉緑体とミトコンドリアで酸素と二酸化炭素を一定の割合に保ち、絶妙な持続可能な地球の環境を作り出したのです。

真核生物の出現はこのように、生物の進化にとっても、地球環境にとっても大きな変化をもたらしました。もう一つ大きな変化が、多細胞生物の出現です。

■多細胞生物＝個体の出現

細菌などの単細胞生物は、一つの細胞が分裂して、同じＤＮＡをもった二つの細胞になります。一つの細胞が一つの生命（個体）と言ってよいと思います。それに対して分裂しても別れずにたくさんの同じＤＮＡをもった細胞が一つの塊（個体）として生きるようになったのが多細胞生物です。

人は、一人が一つの生命ですが、一人の人は60兆個の細胞からできている多細胞生物です。一人（一個体）のすべての細胞は同じＤＮＡを持っています。人は父親と母親から半分ずつＤＮＡをもらい受けることで、全く新しい一つの細胞（受精卵）として誕生します。受精卵は分裂を繰り返しますが、分裂しても離れずに、一つの塊として行動をともにします。そして、早期の段階から同じＤＮＡをもちながら、機能が分かれた細胞ができます。同じＤＮＡをもちながら、発現するタンパク質が異なり、機能分化した細胞が生まれてくるのです。様々な機能に分かれた細胞が協調・協働しながら生きていくという神秘的なプロセスを経て、人は生まれてきます。

そのプロセスについて私なりの理解で説明します。先に述べたように、ＤＮＡは人を作るための材料が書かれた核という図書館の中にある何万冊という本のようなものです。各細胞はその図書館から、自分に必要なタンパク質がかかれた本を選んで、ＲＮＡに写し取ります。これが転写です。ＲＮＡはタンパク質の製造工場であるリボゾームに行って、ＤＮＡから写し取った情報をもとに、タンパク質を合成しています。これが翻訳です。役目を終えたＲＮＡは分解されます。それでは、分化した細胞がどのようにして自分に必要なＤＮＡの部分を選ぶことができるのでしょうか？細胞が機能分化するということは、産生するタンパク質が異なってくるということです。受精卵から分裂を繰り返す、その早期の段階から、その細胞に必要なタンパク質が書かれたＤＮＡにだけ印がつけられます。まさに本に付箋をつけるようなものです。その付箋がつけられた部分だけ大量に、転写され、翻訳され、その細胞に必要なタンパク質ができ、その結果、細胞の機能分化がなされていきます。つまり付箋が機能分化の始まりと言えます。発生のどの時期に、どのようなタンパク質が、どれくらい産生されるかが緻密に制御されることによって、人として生まれて、成長していくことができるのです。もちろん、タンパク質の材料となるアミノ酸やエネルギーの源である糖質や細胞膜を作るための脂質などが十分に補給されることが必要なことは言うまでもありません。

一人の人（個体）の細胞は、すべて同じDNAをもちながら、機能分化して、いろいろな役割を担いながら個体の生命維持という目的のために働いています。しかも、各細胞、各臓器は自分の仕事を淡々とこなすだけではありません。自律神経やホルモンという伝達物質を通して、お互いに連携しあっています。例えば、心臓がへばってくれば、利尿ホルモンというホルモンがでて、腎臓に尿を出すようにお願いします。強敵が目の前に出現すれば、交感神経という自律神経が緊張して戦闘態勢を整えます。多細胞生物ができて10億年という長い年月を経て、生命は、個体の生命維持のための精緻なシステムを構築してきました。

■次世代への遺伝子の引き渡し

やがて人は成長し、パートナーとともに半分ずつDNAを引き渡し、新しい個体（子供）を作り、育てます。新しい個体は、父親から1セット、母親から1セットの計2セットのDNAをもらいうけます。このようにして、父親でもない、母親でもない新しい個体が生まれてきます。両親のDNAは両親の両親（つまり祖父母）から1セットずつ引き渡されています。両親から子供にDNAが引き渡されるとき、祖父母のどちらかの遺伝子がまるまる引き渡されるのではなく、祖父母からのDNAがシャッフルされた状態で引き渡されます。これを交叉現象と言います。

（図14）交叉現象のおかげで、更に多様性をもった子供が生まれてきます。逆に言えば、遺伝子の生き残りのためには、多様性を保つことがとても大切なのだということが言えます。

このように人は、自分と似てはいますが、全く同じではない次世代（子供）に遺伝子を引き渡します。このような遺伝子の引き渡し（ターンオーバー）を続けることによって、多様性を生み出しながら、長い年月生き残ることができるようになったのです。

■個体の運命

子供が成長して、更に次の新しい命の引き継ぎが出来るようになるころには、親は老化を迎え、やがて死を迎えます。生命の最大の特徴は、個体は有限の命であるが、遺伝子の引き継ぎ（ターンオーバー）によって、遺伝子が引き継がれることです。各個体は死んで新しい個体が生まれて、より多様性をもった子供が親の遺伝子を引き継いで生きていきます。このようにして30億年間生命のバトンがつながれてきました。

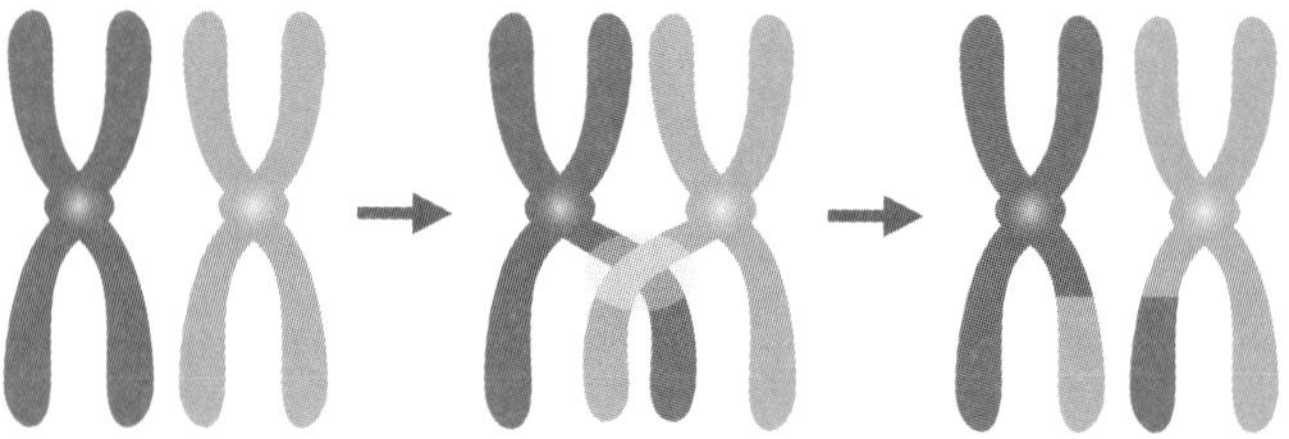

図 14：交叉現象
父の染色体と母の染色体が交叉（こうさ）することで、子供の持つ性質は多様になっていく。この組み替えを「交叉現象」と呼ぶ。

個体がいつまでも死なないと、次世代にとっては生きていくのに必要な物質が足りなくなります。個体は死んで、分解されて、次世代に必要な物質を供給します。（もちろん人の場合は火葬されますので、物質的な意味では次世代に必要なものを提供しません。人の場合は有形、無形の財産を引き継ぐということでしょうか。）このように、生命は、物質的な意味では、作っては分解して作り替える作業を永遠に続けています。

地球に大きな環境の変化がおこると、その変化に適応できなかった種は大量に死んで絶滅します。しかし、多様性をもった個体、種が存在するおかげで、新しい環境に適応できた個体、種が生き残り、大量絶滅のあとに新しい種が繁栄します。恐竜が生き残っていれば、哺乳類が活躍する出番はなかったはずです。恐竜は、6600万年前に巨大隕石が地球に衝突し、そのための気候変動で絶滅したと考えられています。哺乳類は、小型で夜行性のネズミに似た生き物であったようですが、小型であるがゆえに、気候変動を生き残ることができ、気候が安定したのち、恐竜なき世界で大きな飛躍を遂げることができました。ネズミに似た哺乳類の祖先ですが、身体能力を高めて肉食動物の方向に進化したり、脳の機能を極限にまで高めた人（ホモサピエンス）の方向に進化したりしました。隕石が地球に衝突しなければ今の人類はないということになります。

話がそれましたが、個体の死には、次世代への引き継ぎ（ターンオーバー）という意味があります。決して、死んだらすべておしまいなるわけではありません。これが、生物学的にみた「個体の死の意義」です。ここでは、あえて、哲学的・宗教的な「死の意味」については触れません。生物学的に「個体の死」は、より多様性をもった次世代への命の引き継ぎ「ターンオーバー」のために必要であり、それによって30数億年という長い間、命が引き継がれてきたという「個体の宿命」を強調しておきたいと思います。

■医学との葛藤

生物学の教えは、人（個体）の死は必然であり必要だということです。一方、医学は人を死から遠ざける目的のために発達してきました。両者は相反するようですが、数十年前までは、二つの学問はあまり葛藤することなく両立でききました。医学の力がまだまだ弱く、加齢とともに必然的に人は亡くなっていったからです。

20世紀半ばまで、医学の目標は感染症や外傷から命を守ることでした。20世紀半ばあたりから癌や血管の病気に対する治療も発達してきましたが、主に若くして死ぬことを防ぐことが目的でした。少なくとも日本では、1990年ごろまでは、高齢の方の治療は酸素、点滴、飲み薬といった非侵襲的な治療が中心で、高齢者が衰弱して亡くなったり、癌や血管の病気で亡くなるのは、仕方がないことだと認識されていました。

しかしながら、この30年の間で大きく考え方が変わっています。高齢者の方がより長く生きるために最大限の努力をすることが当然とされる時代になりました。そしてその努力のために、多額のお金が投じられるようになりました。不老不死は古くからの人の願いであり、科学の進歩とともに、侵襲的な治療や、超高額なお薬が開発されてきました。社会が豊かになり、人々の願いが健康長寿に向かっている時代ですので、ある意味当然の流れと言えるかもしれません。

現代では、徐々に医学の力が強くなり、人の命を長らえさせる技術が発達してきました。ただし、その治療はとても高額であり、医療費は高騰してきています。『人の命は何よりも大切なので、可能性がある限り、検査や治療を継続する必要がある。』という治療を続けていくとますます医療費が高騰していきます。私自身、この36年間は、人の生命を一日でも長く延ばす仕事をしてきました。しかし、現代ではあまりに行き過ぎています。医療の力が強くなりすぎています。皮肉なことですが、医療の力が強くなりすぎて、「生物学的な個体の死」の意義を凌駕するほど発達したのだと思います。そのことを意識しながら、医学界が、そして社会が、医療に対する考え方を変えなければならない時期に来ていると思います。

■生物学的な死の意味をもう一度見直そう

今の主流の考え方である「人が1日でも長く生きるためには、あらゆる努力を払わなければいけない」という考え方に反することを表明すると、徹底的に攻撃されることを覚悟しなければならない時代です。しかし、私はあえて言います。75歳を超えてかなり衰弱した患者さんには、高額な侵襲的治療を控えた方がよいと。少なくとも、そうした治療を保険診療からはずした方がよいと。人は高齢になったら衰弱して、次の世代にバトンタッチしていくのが生物としての定めなのだと信じているからです。

おそらく、医療の現場に立つ人で、大きな声で言わないまでも、同じように考えている人はたくさんいるのではないかと思います。「人は高齢になると衰弱して、いろいろな病気で亡くなる」ということは生物として自然であることを、もう一度みんなで認識する必要があるのではないでしょうか。これを認めることは、「命の軽視」ではなく、かえって死生観を考え直すことによる「命の尊厳の見直し」ではないでしょうか。死ぬこともまた、人間の尊厳の一部に含まれます。こういった認識をしたうえで、これまでの医療を総点検し、見直す時期が来ているように思います。

そもそも人はなぜ死ぬのか

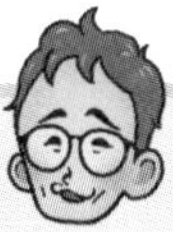

生物学的な死

・親世代から遺伝子を引き継ぎ、子供世代へ引き渡し、役目を終えて死を迎える
・目的があったわけでなく、命の引継ぎの仕組みを持った種が生き残ってきた
・死は、生命の進化や環境への適応の過程で必要不可欠なもの

遺伝子の引き渡し（turnover ターンオーバー）

・ターンオーバーによって多様性をもった次世代に遺伝子を引き継ぐ
・多様性を持った個体、種が存在するおかげで、新しい環境へ適応してきた

医学とのバランス

・医学は死を遠ざけることを目的に発達してきた
・過去には医学の力がまだまだ弱く、高齢者が衰弱して亡くなるのは当然であった
・現在は医学の力が強くなり、衰弱した高齢者も救命できる

生物学的な死は、種の継続のために必要なことであり、高齢になれば衰弱して亡くなることは生物として自然なことであることを再認識する必要がある。

第4章　診療の現場から

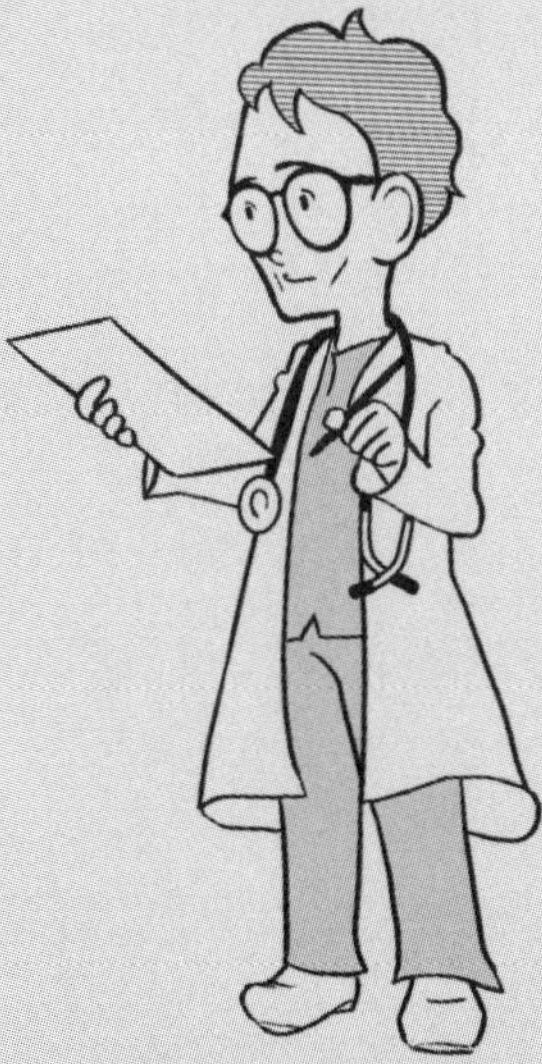

医療の進歩によって、医療費は増大しています。治療の選択肢が増え、治せる病気や症状も増えたため、医療で使われるお金が増えました。しかし、医療費が増大したからと言って「医療は進歩しなければよかったのか？」というと、そんなことはありません。医療の進歩には確実によい側面があり、社会に恩恵をもたらしています。

生命には、個体のからだを一定のよい状態に維持する仕組みがあります。これを専門用語では「ホメオスタシス」（恒常性）と呼びます。人間の体で言えば、たとえば体温を３６度台に維持するとか、収縮期血圧を90−140mmHg程度に保つとか、血液中の塩分の濃度や血糖値を一定に保つとか、身体の中に細菌などの異物のない状態を保つなどです。この恒常性が維持できなくなった時に個体は衰弱し、最終的には死を迎えます。ホメオスタシスが維持できなくなり、死亡の原因となった疾患や出来事が死因です。死因は一般的には病気ですが、事故や自殺、老衰なども死因となります。

この章では、人間の体のホメオスタシスがどのようなしくみで維持されているかを説明し、日本人の死因について解説します。章の後半では、実際の診療の現場について医者の思考回路から解説します。人の死といえば、癌や心筋梗塞といった個別の病気が頭に浮かぶかと思いますが、実は人が生きるということは、物理学の法則に逆らって、ホメオスタシスを維持することだということと、ホメオスタシスが維持できなくなった状態が死であることを理解いただきたいと思います。人の死は様々ですが、原因となる疾患によってそれぞれ特徴があります。日本人の主な死因について、一部私の考え方をまじえながら解説したいと思います。

章の後半では、実際に病院を受診された気になっていただき、診察を受ける時によくおこる場面について、医者はどのような思考回路でこのような検査を行い、治療を行っているのか説明したいと思います。医者がこのように考えているのだなとわかれば、今まで納得いかなかったことや、理解しにくかったことが、ある程度は納得、理解していただけると思います。そして、検査や治療の目的や意義についても、できるだけわかりやすく解説したいと思います。この章では、この本の本題である医療の持続可能性から少しはなれて、皆様が受診される際に、よりスムーズに納得のいく検査治療が行われるようにと願って、あえて実診療の場面を記載しました。

■医療の進歩によって得られた恩恵は大きい

この30年間で驚くほど医療は進化しました。今までどうすることもできなかった病気が普通に治る病気になったり、日常生活を送るのに非常に負担になっていた症状が、注射や飲み薬で、うそのように消えてしまうようになりました。たとえば、私が医者になった頃にはすでに結核は治る病気になっていました。慢性関節リウマチや、潰瘍性大腸炎といった病気は比較的若い世代の方に発症して、関節の痛みや、腹痛や下痢といった症状のため、日常生活が困難になる難病でした。しかし、現在では、これらの病気に非常によい薬ができて、早期に治療介入することによって、現役世代の人が数多く社会復帰できるようになりました。

現役世代の方々が、治療によって社会復帰できるようになったことは、社会としてもとても意義のあることだと思います。私は、医療費の際限のない増大に反対していますが、このような医療の進歩はとても素晴らしいと思っています。

この章では、まず、人が生命を維持するというのはどういう仕組みなのか、そして日本人が死を迎える主な原因（死因）がどのように変遷してきたかを説明いたします。それから、主に私の専門領域である心臓血管領域において、医療の進歩により、どこまでの検査治療ができるようになったかを解説します。

人は各臓器の協調作業のもとにホメオスタシスを維持して生きている（エントロピーの増大に抗しきれなくなったときに死を迎える。）

第3章で述べたように、たった一つの受精卵からスタートして、その受精卵が細胞分裂を繰り返し、細胞の数が増え、機能分化して、肝臓や骨や心臓といった成人のもつ臓器をすべて持った状態で人は生まれてきます。人の生命は、これを母親の子宮の中でわずか40週ほどで成し遂げてしまうのですから驚いてしまいます。生命の精緻な仕組みは、とても人工的には成しえない、何十億年の変化と選択の繰り返しによってなされた進化の賜物です。

人は生まれてからも成長を続けます。乳児期、幼児期、学童期は、体は成長を続け、思春期を終えた時期に大人の体となります。その間の成長は、食べ物から活動するエネルギーを得て、体の構成成分であるタンパク質や脂肪を得て成長していきます。食べ物から得たタンパク質は自分にとって異物ですから、いったんばらばらの部品であるアミノ酸にまで分解して、再び体の中で自分のタンパク質にしています。そして、自分のタンパク質だけで体を作っています。この驚くべき手間をかけて人を含めてすべての生命はホメオスタシス（恒常性）を維持しています。大人になってからも、外見上大きな変化はありませんが、常に体の一部を壊しては作り直しています。タンパク質が劣化する前に壊して、新しいタンパク質に作り変える、この作業を生きている限り繰り返し体が劣化するのを防いでいます。

私たちは成長期にかぎらず、大人になってからも古いタンパク質を壊して新しいタンパク質を作り続けていますが、その新しいタンパク質の材料はやはり食べ物から得ています。タンパク質を作るためのエネルギーも食べ物から得ています。ですから、食べるということ、食べ物があるということは、生きていくうえでとても大切というか、必須なことなのです。

人の体は、骨や筋肉や肝臓や腎臓といったいろいろな臓器からできています。各臓器はそれぞれの働きがありますが、ここで大切なことは、各臓器がばらばらに動くのではなく、お互いに協調作業をしていることです。自律神経（交感神経と副交感神経）や体液性因子（インシュリンなどのホルモン）によって、各臓器の連携がとられ、人の体にとって効率的な恒常性が維持されています。例えば、外部の気温が下がると、交感神経が活発になり、血管は収縮し、汗腺も閉まって汗をかきにくくなり熱の放散を防ぎます。甲状腺ホルモンが出て、体の中で脂肪などを燃やして、熱を産生して体温を維持しています。外部環境のある程度までの変化ならば、人は自律神経や体液性因子を介して、恒常性を維持できます。細菌のような異物が侵入してきたときも、身体に備わった免疫システムが働き、異物を撃退して恒常性を維持しています。

みなさんは「エントロピー増大の法則」という物理学の法則を聞いたことがあるでしょうか。この世界のものはすべてほうっておくと乱雑さが増す方向に動いていきます。「エントロピーの増大」とは、この世界のものはなにもかも、乱雑さが増して壊れていくということです。しかし、生命はちがいます。生命は自己を維持することができます。私たちの体も恒常性を保っています。このように生体が、エントロピー増大の法則に逆らって恒常性を維持できるのは、外から食べ物を通して、エネルギーや体の構成物質を常に補充を続けているからです。人が数日間、食べ物も水も補給できなければ死んでしまいます。恒常性を維持できなくなるからです。わずか数日分の蓄えしかないということになります。人は恒常性の維持のため、生まれてからずっと自転車操業を続けていると言えます。そして、恒常性が維持できなくなった時に死を迎えます。そのとき、最終的に恒常性を維持できなくした一番の原因が「死因」と呼ばれます。

食べ物を得ることが困難な時代は、食べ物がないために死んでしまうこと（餓死）が多かったでしょう。その場合は餓死が「死因」です。しかし、現代の日本では餓死することはほとんどありません。現代の日本では、次の3つの病態から死亡に至ることがほとんどになります。

1 外からの微生物による攻撃（感染）
2 制御を失った細胞増殖（悪性新生物、癌）
3 心臓や血管の異常により、全身または脳に十分は血液を送れない状態（心疾患、脳血管疾患）

それでは、日本人の死因は現在、どうなっているのでしょうか。また戦後、どのように変化してきたのでしょうか。

■日本人の死因の変遷

１９４７年の日本人の死因の１位は結核でした。（図15）結核は人から人にうつる感染症で、患者さんが咳をしたとき、空気中にただよった結核菌を吸い込むことによって感染します。栄養状態や衛生状態の悪かった戦後の一時期、結核が蔓延しました。これは、まさしく日本の国民病でした。年間５００人に１人が結核で死んでいました。当時、結核にはこれといった治療薬がなく、とても恐れられていた病気でした。しかし、抗結核薬が開発されたことと、栄養状態や衛生状態の改善のおかげで、結核に罹患する確率が減りましたし、結核に罹患しても治る確率があがりました。そのため、現在では結核は主な死因のランク外になっています。

しかし、現在でも年間に１万人をこえる人々が結核に罹患しています。痰から結核菌を排出している状態を活動性肺結核というのですが、活動性肺結核の患者さんも年間５千人ほど発症しています。活動性肺結核の患者さんは、法律に規定された結核指定病院で治療されます。私は救急病院に勤めていましたが、咳や熱のある救急患者さんを診断するために胸部ＣＴを撮りますと、時々、肺結核を疑わせる画像所見のある患者さんに出くわしました。その時は、患者さんに痰を出してもらい、その痰を顕微鏡で

	1位	2位	3位	4位	5位
1950年	結核	脳血管疾患	肺炎･気管支炎	胃腸炎	悪性新生物
1990年	悪性新生物	心疾患	脳血管疾患	肺炎･気管支炎	支炎不慮の事故等
2009年	悪性新生物	心疾患	脳血管疾患	肺炎	老衰

図 15：日本人の死因の変遷
出典／厚生労働省「人口動態統計年報」を元に作成

調べて、3日続けて陰性であること（結核菌がいないこと）を確認するまで、患者さんは個室に隔離します。結核菌が確認されると、結核指定病院に搬送して、そこで治療してもらいます。今は抗結核薬が発達しましたので、結核がコントロールできずに亡くなることはほとんどありません。ただ、結核を無治療のまま放置すると肺が壊れていきます。結核はゆっくりと、確実に肺を蝕んでいきます。過去に結核に罹患した患者さんが発熱などで受診されることがあります。結核の再発によることもありますが、大部分は結核自体は治っており、結核によって壊された肺に、別の細菌が感染したことによる発熱です。その患者さんの胸部CTを撮ると、驚くほど荒廃した肺でびっくりすることがあります。結核によって肺が大きく変化しているのです。こういう例を見ていても、抗結核薬がなかった時代には、結核は死亡率の高い死の病気であったのだろうと推察できます。

しかし、1970年代頃から結核を中心とする感染症の病気が、抗結核薬や抗生物質の発達、栄養状態や衛生状態の改善とともに、死因の疾患としての順位を落としました。そして、近年は長らく、日本人の死因は1位：悪性新生物（癌）2位：心疾患、3位：脳血管疾患、4位：肺炎でした。この4つの病気については後から詳述しますが、私から見て画期的なことが2018年に起きています。

それは、「老衰」が死因の第3位になったことです。これには、医者として時代の流れを感じます。30数年前、私が医者になった当時は「老衰は病名ではない」と言われました。なぜなら、「必ず最終的な死因となった病気があるはずだから、その病名を死亡診断書に書きなさい」ということです。つまり、「老いによる衰弱は死因ではない、死因になるのは病気だけだ」という考えが医療の世界を覆っていたのです。医学的にみればその通りであって、しっかりと検査をすればほとんどの場合、最後に死亡にいたった原因の病気は見つかります。仮に確実な病名までたどりつけなくても、どのような病態であったかはほぼ確実にわかります。たとえば、「老衰で衰弱したところに最後は肺炎で亡くなりました」というようにです。しかし現在では、社会全体の高齢化とともに、85歳以上の超高齢の患者さんが増えました。そのような患者さんが、本当に衰弱した状態で医療施設へ運ばれた時、あえて検査もせずにお看取りするケースが増えているようです。高齢者介護施設で超高齢の患者さんが衰弱したとき、あえて病院受診をせずに施設でお看取りするケースも増えていると推察します。こういう時には、検査をしていないので、医学的な病名がわからず、死因には「老衰」と記しているのでしょう。これが「老衰」が死亡の理由として上位にきた理由だと思います。

　私は死因として「老衰」が増えたということは、よい傾向だと思います。なぜなら、「人は年をとると衰弱して死ぬものだ」ということが世間に共通の認識として広まったということだからです。それは、科学的な言葉で言えば「ヒトはエントロピーの増大に抗しきれなくなって死ぬものだ」という共通認識ができてきたのだと思います。エントロピーとは乱雑さです。ヒトの体は各臓器が互いに協力し合って、秩序だって生命を維持しています。これがホメオスタシス（恒常性）です。しかし、年齢とともにその秩序が崩れて、徐々に乱雑さが増してきます。そして、いよいよ生命が維持できなくなるくらい乱雑さが増大したときにヒトは死にます。エントロピー増大の最後の原因は肺炎であったり、悪性新生物（癌）であったりするのでしょうが、老いて衰弱して亡くなった時に「死因をあえて突きつめない」のも正しい態度であると思います。最後が肺炎であれ、癌であれ、「人が老いて亡くなる」ということは本来、自然なことだからです。

さて、話をもとに戻して、死因の1位である悪性新生物（癌）から順番に、それがどういうものなのかを見ていきましょう。悪性新生物は50歳台半ばから急激に発症率が増えてきます。（なお、医学的に正確な定義では、悪性新生物の中に「癌」が含まれて、このふたつは同義ではないのですが、一般の理解では癌と同じと考えてよいと思います。以後本書では「癌」と統一して表記します。）発癌のメカニズムは遺伝子の複製の時に生じるミスが原因と考えられています。細胞分裂するときに、通常の細胞分裂でも、正確にＤＮＡが複製されずに、10か所程度のミスが生じると言われています。そのミスが蓄積していくことによって発癌します。発癌に関与する因子として、遺伝的な因子、喫煙などの環境的因子、それに加齢に伴う免疫能力の低下などが関与します。特に加齢による因子は強く、男女とも55歳を超えてから癌による死亡率が急上昇してきます。（図16）癌の場合は発症してすぐに死ぬわけでなく、全く症状なく発症し、知らぬ間に癌細胞がたくさん増えて、ホメオスタシス（恒常性）の維持に障害をもたらした時点で症状が出現します。

この30年間に癌の発症メカニズムはかなり解明され、治療法も格段に進歩しました。手術などの侵襲的治療も日々進化し、内視鏡手術、ロボット支援手術も発達しました。「ダヴィンチ」という内視鏡手術支援ロボットについてニュースなどで聞いたことのある方も多いと思います。一方、抗癌剤も進化しました。以前の抗癌剤は、正常の細胞も障害を受ける細胞障害性のものが中心でした。そのため、抗癌剤による副作用として、正常の細胞が障害されたことによっておこる脱毛、下痢、嘔吐、感染などの症状が強く出現しました。現在では、細胞障害性の薬も使われていますが、新しい薬が主流になりつつあります。癌細胞の作る異常なタン

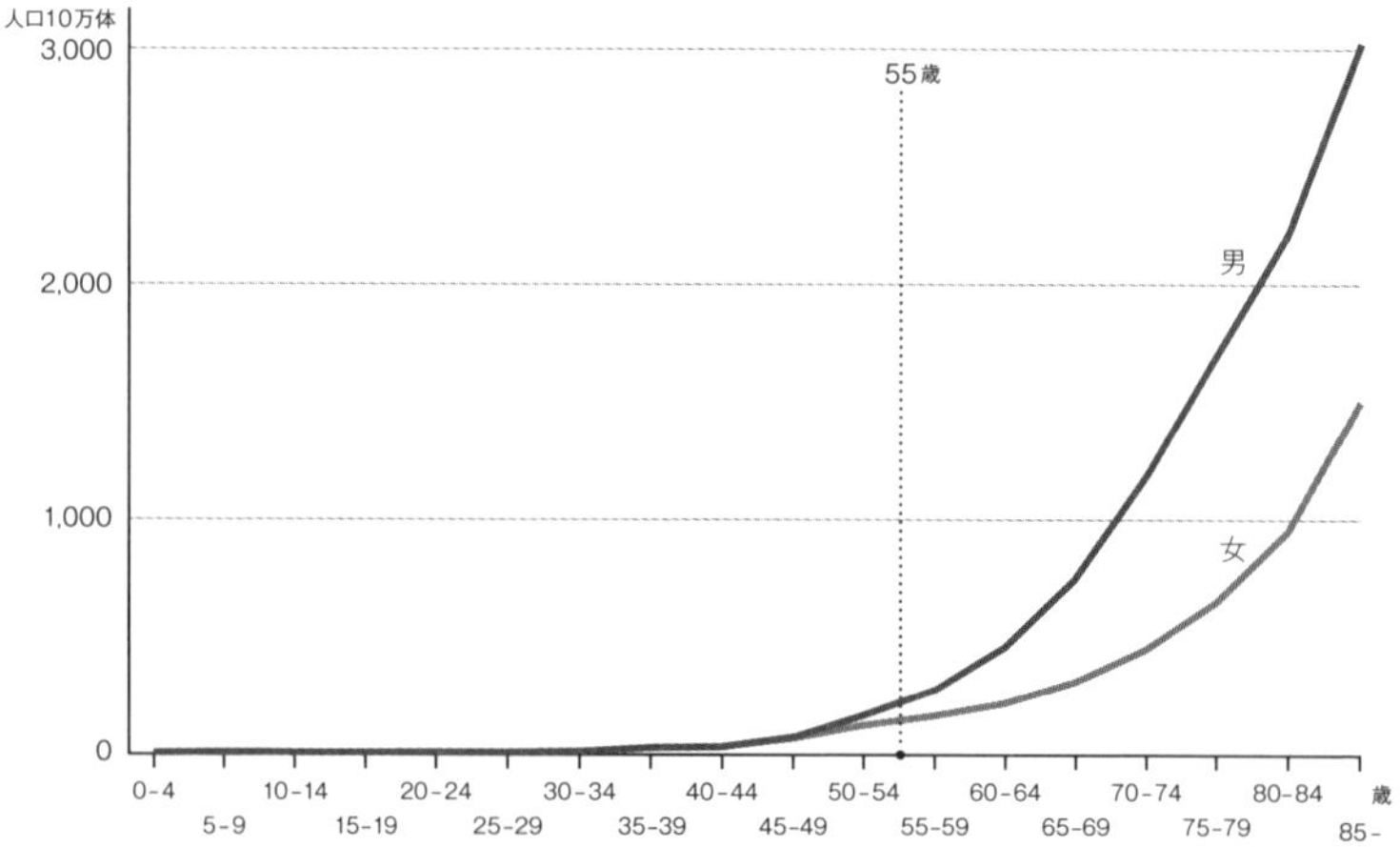

図16：55歳を超えてからガンの死亡数は増加する

がんの死亡率は55歳を超えてから高くなる。　出典：厚生労働省「人口動態統計」

パク質が解明されて明らかになっている癌では、その異常なタンパク質をターゲットとする分子標的薬が開発されました。分子標的薬は、癌細胞のみをターゲットとすることにより、全身への副作用を少なくできるようになりました。（癌の種類によって、たくさんの分子標的薬が出てきて、ふだん癌患者さんを見ることが少ない私にはとても覚えきれないほどです。）一方、人の免疫力を高めて癌を退治するという免疫チェックポイント阻害薬も開発されました。免疫チェックポイント阻害薬の開発者である京都大学の本庶佑先生がノーベル賞を受賞されたことを記憶されている方も多いかと思います。手術、抗癌剤と並んで、放射線治療も発達しました。癌組織にできるだけピンポイントに放射線を当てる技術が発達しました。このように、悪性腫瘍に対する治療は、副作用が少なく高い治療効果が得られるようになりました。治療法の進歩により、癌を持ちながらも長く生きる人が増えました。生涯で癌を発症する確率は50％を超えています。ひと昔前は「癌イコール死に至る病気」という認識がありましたが、今はそうではなく「癌を発症しても、癌とともに生きる」という時代になっています。これも医学の進歩による素晴らしい成果だと思います。

次に、2番目に多い死因である「心疾患」について見ます。心疾患は、私が専門家として30年以上扱ってきた疾患ですが、狭心症、心筋梗塞、心臓弁膜症、心房細動、心不全といった病気があります。癌と異なるのは、心疾患の場合、発症すると症状がすぐに出て、突然死の原因になりえることです。私は、夜間の救急医療において、急性心筋梗塞を発症して救急車で運ばれてきた患者さんの対応を30年間やってきました。急性心筋梗塞というのは、心臓を栄養する血管が急に詰まり、激しい胸痛を来たす病気です。急性心筋梗塞と診断されると、夜間でも待機スタッフを招集し、緊急で心臓の血管を写す検査（冠動脈造影検査）を行い、詰まっている冠動脈を確認し、その血管にステントという金属の網を入れて、詰まってる血管を再開通させるという手術を行います。私はこの手術を長い年月、担当してきました。そのため、自分の技術によって人の命を助けることができるという、医師にとってうれしい経験を数千回してきました。このような治療の進歩により、心疾患の急性期（発症してすぐで命の危険がある時期）を切り抜ける方が多くなりました。現在では、急性の病気で亡くなる人よりも慢性心不全で亡くなる患者さんが増えてきました。慢性心不全は、いろいろな心疾患の終末像です。心臓の機能が低下して、慢性的に動悸、息切れ、呼吸困難のある状態です。主として高齢の方がなります。以前は、慢性心不全にあまり良い治療がなく、死亡率の高い病気でした。慢性心不全の方の亡くなり方は、尿が出なくなって体がむくんで亡くなったり、不整脈で突然死したりします。しかし、慢性心不全の治療も発達してきました。後で詳しく述べますが、お薬が発達して来て、その人にあったお薬を微調整することによって、慢性心不全の状態ながらも、安定した状態を維持することが可能になってきました。侵襲的治療も発達しました。心臓と血管は基本的にはポンプと管《くだ》ですので、構造は簡単です。構造が簡単ということは人工的な代替物による治療が比較的容易であるということです。人工心臓や人工弁移植や人工血管などの名前を聞いたことがあると思いますが、心疾患は、そのような人工的な代替物による侵襲的な治療が最も発達した分野です。ただし、このような侵襲的治療が発達した結果、心臓血管疾患の医療費は高くかかるようになりました。日本人の死因の一番は悪性腫瘍ですが、日本の疾患別医療費では癌より心臓血管疾患が多く、全疾患の中で第1位であり、全入院医療費の22%を占めています。(図17)侵襲的治療を施すことが多くなっていることが、心臓血管疾患に医療費がかさむ原因と考えます。

次に、死因の第3位である脳血管疾患(脳卒中)について見ます。脳血管疾患は、結核のあと長く日本人の死因の1位でした。しかし、高血圧の治療により発症者を減らすことができました。もともと、日本人は歴史的にみて塩分をたくさん摂取する民族なので、高血圧症の方が多く、脳血管疾患による死亡者は多かったです。そのため、塩分摂取をへらす啓蒙活動が行われ、1970年には一日あたり約14gであった摂取

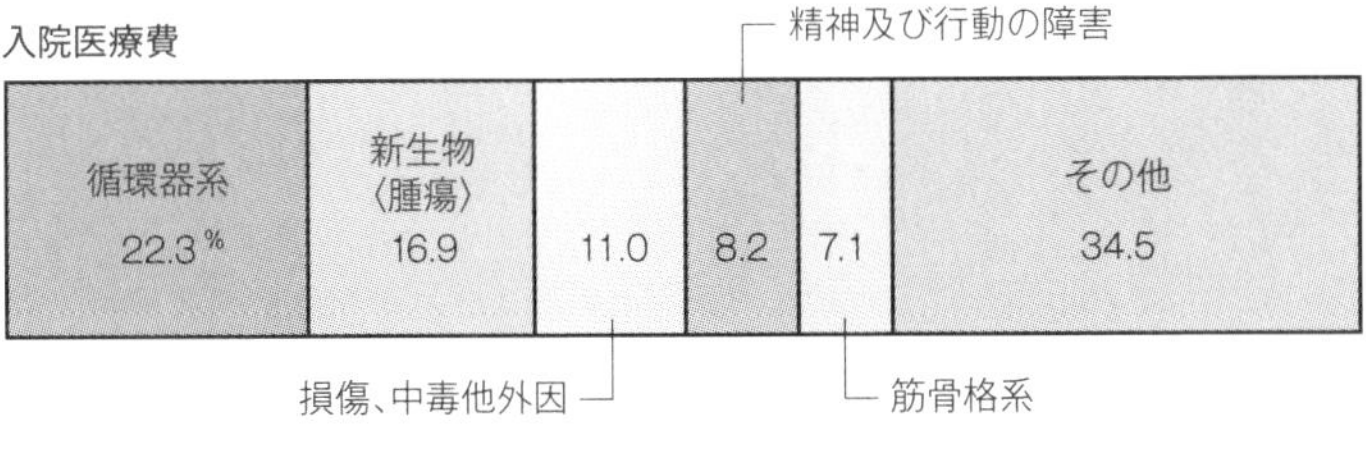

図17：循環器系疾患の医療費が第1位
循環器系の医療費が多いのは、侵襲的治療が発達した領域であるため。侵襲的治療は薬物療法などに比べ、お金がかかるため。　出典／厚生労働省「国民医療費」

量が近年では約10gまで減っています。また、お薬により血圧を下げる治療も発達してきました。1970年代にニフェジピンという、強力に血圧をさげるお薬が開発され、血圧の治療が容易になりました。塩分摂取量の低下と血圧の薬物治療の発達のために脳血管障害の発症率が低下しました。脳血管障害の急性期の治療も発達しています。心臓の血管を広げるのと同じ考え方で、脳梗塞の治療として、発症数時間以内という超急性期に血栓溶解治療を行うことにより、死亡率や麻痺などの機能が改善しています。ただ残念なことに、ある程度時間がたってしまうと麻痺などの後遺症が残ることが多く、生活上の不自由を抱えて生活している方が多く、脳血管疾患は、介護が必要となる主要な原因であります。

死因の第4位である肺炎は、肺に感染をおこす病気で、感染症の中で最も一般的な病気です。結核も結核菌が肺に感染する病気ですが、結核の場合は肺結核といって、肺炎と区別することが一般的です。肺炎の原因となる微生物は、細菌、ウイルス、マイコプラズマ、真菌（カビ）などいろいろあります。ここ数年は、新型コロナウイルス感染による肺炎が大きな問題になっています。新型コロナウイルス感染症の初期の型（デルタ株など）では、重症の肺炎を引き起こし、50歳、60歳といった比較的若い世代の方もたくさん亡くなりました。2023年2月この原稿を書いている時点ではオミクロン株が主流で、感染者数は多いですが、肺炎を起こすことは少なく、感染者の死亡率は減ってきています。肺は呼吸をすることによって外界とつながっていますから、細菌やウイルスの攻撃を最も受けやすい臓器です。細菌やウイルスに感染すると、咳、痰、発熱、呼吸困難といった肺炎の主症状を引き起こします。肺炎の治療は、酸素投与と抗生物質の投与と栄養の補給になります。中等症以上の肺炎の場合は、口から十分な栄養や水分がとれないので、点滴による抗生物質や栄養剤の点滴が中心になります。

先ほど抗生物質の発達によって感染症による死亡が減ったと書きましたが、ここで「抗生物質」について説明しておきます。抗生物質は、体内に侵入した細菌を殺したり、増殖を抑える薬です。抗生物質が開発される前は、個人の免疫力に頼るしかなかった感染症との戦いにおいて、抗生物質の発見は画期的なことでした。最初の抗生物質は１９２８年にイギリス人のフレミング博士によって発見されたされたペニシリンです。大昔のことではなく、まだ１００年以内のことです。それまでは、肺炎になっても自己の免疫力で治すしかなかったのですが、抗生物質は肺炎の死亡率を劇的に減らしました。しかし、抗生物質を使いすぎると、細菌の方も生き残るために突然変異をおこし、その抗生物質に耐性（抗生物質が効かないこと）を持つ菌が出現して増えてきます。（第3章の変化と選択で説明すると、耐性をもった菌が突然変異で出現し、その変異をもった菌が抗生物質の下では選択されて生き残るということです。）耐性のある菌が増えると、医学も頑張って、その菌に効果のある新しい抗生物質を開発します。するとその新しい抗生物質に耐性のある菌が出てきて、いたちごっこです。現在、ほとんどの抗生物質に耐性のある多剤耐性菌が臨床の現場では問題になっています。このように、医学と細菌の競争は今も続いています。しかし、耐性菌を増やさないために私たちにもできることがあります。通常の風邪症状では抗生物質を服用しないことです。通常の風邪の原因はほとんどがウイルスであり、ウイルスに抗生物質は効きません。通常の免疫力をもった方ならば、自分の免疫力で治癒させることができます。免疫力の弱い方や、肺気腫や過去の肺結核などで正常の肺の構造が壊れている方は別として、私たちが、通常の風邪症状では抗生物質を服用しないようにすることは耐性菌を作らせないために必要なことです。

肺炎の話に戻りましょう。高齢者に多い肺炎が誤嚥性肺炎です。これは空気の通り道である気管と、食べ物の通り道である食道がいずれも口に向かって開いており、隣り合わせになっていることからおこる悲劇です。私たちが食べ物を飲み込むとき、正常ならば、気管に蓋がしまって、食べ物は食道にだけ入ります。健常者でも時々、まちがって気管に入りむせることがあります。高齢になると、生体反射が鈍くなり、気管の蓋がしまりにくくなるため、食べ物は間違って気管に入りやすくなってしまいます。さらに咳反射も弱くなるため、気管に入った食物を外に押し出す力も弱くなっています。そのため、肺に食べ物が流れ込み、誤嚥性肺炎の発症率が高くなります。誤嚥性肺炎は一度起こすと繰り返して起こすようになり、いずれはその人の命を奪う原因になってしまいます。

以上、主な死亡原因について解説しました。その他、死因の上位には入りませんが、リウマチなどの自己免疫疾患は、致命的にならないまでも、長らく中高年の女性を、痛みや機能障害で苦しめた疾患でした。自己免疫疾患とは、自分の免疫が、自分に対して攻撃してしまう厄介な病気です。その中でもリウマチは主に関節が攻撃の対象となる病気です。命にはかかわらないまでも、痛みや機能障害でたくさんの人が苦しんでいました。実際、医療の現場でも30年前は、手の指が極度に変形した患者さんをよく見かけたものです。しかし、こうしたリウマチをはじめとする自己免疫疾患も治療法が進歩しました。抗リウマチ薬や分子標的薬が適切に使われるようになったからです。そのため、変形した関節をもった患者さんを見る機会が本当に減りました。潰瘍性大腸炎も若い人を下痢、発熱、腹痛で悩ませる難病でしたが、とても良い薬が開発されました。これらもこの30年間の間におきた素晴らしい医学の進歩です。

最後に数は少ないですが、生まれながらの異常や、出産時の異常により重度の障害をもって生きておられる患者さん、筋肉の力が落ちたり、意志とは違う動きをしてしまう神経筋疾患の患者さん、重度の精神疾患を抱えた患者さんもおられます。これらの患者さんは、通常の社会生活は困難です。この方たちへの偏見をなくし、患者さんやご家族に対して社会として支援を続けていくことは絶対に続けなければならないと考えます。

ここまで、死亡につながる病気について解説してきました。ここからは、病院でなされる診察や検査や治療について、医者の思考回路から解説します。医者がどのように考えて、検査治療を進めているのかを知ってもらうことは、きっと皆さんが病院受診をされるときの疑問や不満を和らげることに役立つと思います。

■問診と身体診察でわかること

①問診《もんしん》

患者さんは体の不調を感じたり、ケガをしたときに医師を受診します。患者さんの状態がとても悪いときは治療から始めますが、通常の場合は問診から始めます。問診とは、患者さんにいろいろとお話をうかがうことです。

たとえば……

「いつから、どのような症状がありましたか？」
「症状がおきてから、現在まで悪くなっていますか？」
「このような症状は初めてですか？」

「主症状の他にどのような症状がありますか？」

このように、まず初めに、現在一番困っている症状（主訴）とそれに付随する症状を聞きます。問診から、どんな病気かなとあたりをつけます。急激に症状がおきて、どんどん悪くなっているという場合、診断や治療を急がなければならないと考えます。次は日常生活について聞きます。


「お酒を飲みますか？ 飲むとすればどれくらい飲みますか？」

「たばこを吸いますか？ 吸うとすれば何本吸いますか？ 禁煙した場合はいつまで何本吸っていましたか？」

「食事はきちんと摂っていますか？」

「最近、体重の増減はありませんか？」

「（感染症が疑われる場合は）その感染症にかかっている人に接触しませんでしたか？ 食中毒になる可能性のあるものを食べませんでしたか？」

「最近、ストレスは多いですか？」


普段の生活習慣からおこりやすい病気を類推します。例えばたばこをたくさん吸う人は、心臓や血管の病気または肺の病気もあり得るなと思いながら聞いています。体重が極端に減った人は癌かもしれないなと思います。

次は、現在治療をうけている病気や過去に大きな病気をしていないかを聞きます。

「今、高血圧症や糖尿病で治療を受けていませんか?」
「過去に手術をしたことはありますか?」

糖尿病の人は、血管の病気や腎臓の病気かも知れないと思って聞きます。過去に腹部の手術をした人が腹痛で来た場合、腸閉塞を頭の中に思い描きます。

最後に、どなたと住んでいて、介護が必要な状態か、血のつながった方に同じ病気はないかなどを聞きます。これは病状をどなたに説明すべきか、入院したときにどの程度の看護が必要か、遺伝性の病気の可能性はないかなどを考えて聞きます。

みなさんも地域のクリニックで問診をされると思いますし、あるいは受付で渡される「問診票」

に記入したことがあるでしょう。問診からわかる情報は、時として診断に直結することもあります。非常に状態が悪いときは別ですが、通常の外来診療ではしっかりとお話を聞くということがとても大切です。患者さん側も、しっかりと話を聞いてくれるということを、病院や医院さんを選ぶ時の判断材料にすることをお勧めします。問診が終わると次は身体診察にうつります。

② 身体診察

まず正面から対面して、違和感がないか確認します。そして次に、血圧、脈拍、体温、呼吸数といった生命徴候（バイタルサイン）を確認します。最近では、指先にはめて測定する酸素飽和度（新型コロナウイルス感染症で有名になりました）もバイタルサインに入れます。バイタルサインが悪いと、診断を急がなければならない、または治療と並行して診断をしなければいけません。

そのあと、顔面から、胸の聴診、腹部の触診、麻痺の有無などを確認します。ちなみに、医学の教科書には頭の先から、足の先まで調べよと書かれていますが、実際には私はそこまでしません。問診で聞いた内容から、考えられる病気、病態を考えながら、かなりピンポイントに必要な身体診察を行うことが多いからです。特に男性医師が女性の患者さんを診察するときには、配慮が必要です。しかし、身体診察に非常に重きをおいておられる先生は、全身をくまなく診察されます。ここは医師によって意見が分かれてよいところだと思います。身体診察は経験が必要です。異常所見があっても、それが異常とわからなければ、意味がないからです。この所見は異常であり、この所見はあまり異常ではないということを、ひとつずつ身につけていく必要があります。そのため、身体所見に自信がない若手の先生が検査に頼りがちになるのは、ある程度仕方がないと思います。ただ極端に身体所見を軽視して、すぐに検査に走る先生が多いことを私は残念に思っています。

問診と身体診察で、ほとんどの場合は緊急性があるかないか判断できます。ただ、問診がとりにくい患者さんや、高齢者の方は身体所見が出にくい場合があるので注意が必要です。問診と身体診察で「緊急性はなく重大な病気もないだろう」と判断したときは、それ以上の検査は行わずに簡単なお薬を処方して、「良くならなかったらまた来てくださいね」と説明して帰宅してもらいます。

■レントゲン、血液検査、検尿、心電図、エコーは基本の検査

現在では、第1章でのべたように選定療養費制度のため、いきなり大きな病院を受診することは少ないでしょう。大きな病院を受診される患者さんは、症状がとても強いか、前の医療機

関で検査値の異常を指摘されたか、前の医療機関の治療でよくならなかった場合がほとんどです。そのため、大きな病院では問診と身体診察だけで帰宅されることはほとんどなく、ほとんどの場合何らかの検査をします。レントゲン、血液検査、検尿、心電図は基本的な検査でほとんどすべての病院で当日に検査結果が出ます。エコー（超音波）の検査も、簡便に、患者さんの身体に負担をかけずに施行できて、しかも情報量が多いためとても有用な検査です。ほとんどの急性期病院では、当日に至急で心エコーや腹部エコー検査ができます。担当医師が直接エコーを行う場合もあり、検査技師さんがエコーを担当する場合もあります。心エコーでは、心臓の動き、弁膜症の有無、心臓の周りに水がたまっていないかがわかります。急性心筋梗塞や心不全や肺塞栓といった緊急の病気も、心エコーで診断することができます。腹部エコーでは、胆石や、肝臓や膵臓や腎臓の異常がわかります。腹部エコーで悪性腫瘍（癌）がみつかることも多いです。エコー検査について少し補足しておきます。エコー検査は、超音波を体内に入れて、その反射の仕方によって、病変を見つける検査です。どの方向に、どの角度に超音波をあてるのかは、ある程度決まったものがありますが、エコー検査施術者の熟練度によるところがかなりあります。また、空気や脂肪により超音波の入り方が乱れるので、患者さんの状況によっても見え方が変わります。超音波は体に無害で、何度でも行えるという長所がありますが、特に腹部に関しては、エコーで大丈夫と言われても、100％ではないということは知っておいていただいた方がよいと思い補足いたしました。

エコーまでの検査で、その日のうちに確定診断までたどりつけるのは、私の印象では7割から8割くらいだと思います。この割合は、意外に低いと思われるのではないでしょうか。しかし、これらの検査で診断がつかなくても、次のことがわかります。

1 さらなる検査がその日に必要かどうか。
2 とりあえず、その日にどのような治療が適切か。
3 その日に入院する必要があるかどうか。

たとえば、咳、痰、発熱で受診された患者さんが、血液検査で中等度の炎症反応があり、胸部レントゲンで肺炎を思わせる影がなく、酸素飽和度が悪くなく、食事もとれていれば、気管支炎と診断して抗生物質を処方することにより9割方の患者さんはよくなられます。痰を出してもらい、細菌の検査を追加しておくこともあります。感染の原因となった細菌を特定し、必要に応じて後から抗生物質を変更するためです。もし胸のCT（レントゲンを用いて身体全体を断層画像診断する装置）を撮れば、小さな肺炎がみつかるかもしれません。CTは胸部レントゲンに比べてそれだけ精度の高い検査です。でも、この場合にCTの検査をして肺炎があるか、気管支炎なのかを厳密に鑑別することにあまり意味はありません。なぜならば治療法が変わるわけではなく、患者さんにとって結果は同じだからです。抗生物質の治療にて患者さんがよくなれば、それ以上の検査は不要で、良くならないときにCTや他の検査をすればよいのです。私は、このように先のことを想定しながらも、最初の段階では必要な検査を絞り込むようにしています。そのための基本的な検査が胸部レントゲン、心電図、血液検査、検尿、エコーです。すぐに検査ができて、1時間ほどで結果がわかり、費用も安く、次に何をするべきかを教えてくれるからです。

話は少しそれますが、近年、検尿（尿検査）をしないドクターが増えているのを残念に思っています。検尿は血液検査のような痛みがなく、本当に簡単にできる検査です。もっとも、肺炎の疑いで受診された患者さんの診断には必要ないかもしれません。それでも尿蛋白や潜血がおりていれば、腎臓病の発見のもとになります。内科の初診の場合、一度は検尿の検査をしてほしいものです。

■CTとMRIは偉大な検査である

20世紀後半の最も画期的な検査装置は間違いなく、CTだと思います。CTはX線を使って、MRIは磁気を使って、体の断層写真を見せてくれます。2次元の情報なのですが、最近の技術の進歩により、2次元の画像を再構築して3次元の画像まで作ることができます。しかも、患者さんには痛みはなく、装置のなかに入るだけで、すべての体の部分の断層写真を撮ることができます。ただし、CTに関しては、単純レントゲンに比べて、X線の被ばく量がかなり多いので妊娠の可能性のある女性は注意する必要があります。

CTは検査として優秀で、確実性の高い診断につながる装置です。だから、私が医者になってすぐの頃は、「医者がバカになる」と言って、研修医が独断でCTをオーダーすることを禁じている部長先生もおられたくらいです。本当に画期的な検査装置です。おそらく現在、日本の大きな病院で、CTとMRIがない病院はないと思います。

CTやMRIでは、単に撮影する（単純撮影）だけでも情報が多いのですが、造影剤を使用する（造影撮影）ことによって、血管系の情報を得たり、腫瘍の質的な診断もできます。造影撮影を追加することによってさらに情報量が多くなります。ただし、造影剤に関しては腎臓の機能を悪くする可能性があり、その点は注意が必要です。臓器によって、CTが得意な臓器とMRIが得意な臓器があり、また血管系は造影剤を使わなければわからないので、疑う病気によってこれらの検査を使い分ける必要があります。CTとMRI、そして造影剤を適切に使うことによって、体の中の構造的な異常はかなり高い確率で診断することができます。一方で、CTとMRIがともに苦手な臓器もあります。胃や腸の粘膜病変と心臓の中の構造です。胃や腸に関しては内視鏡による検査が必要で、心臓に関してはエコー検査が欠かせない診断道具になります。

実は日本は、人口当たりのCTとMRIの検査数が世界一であるため、これらの検査をしすぎだとよく批判されます。さきほどあげた例でも、気管支炎か肺炎かを鑑別するために、無駄なCT検査がされていることが多いのは確かです。治療法が変わらなければ、あえて検査をする必要はありません。では、CTやMRIの検査数をもっと減らすべきでしょうか？

これは、私の個人的見解ですが、なんらかの症状がしばらくの間持続しており、患者さんの希望があれば、重大な病気の可能性が低くても、一度はCTかMRIの検査をしておくべきだと考えています。たとえば、めまいや頭痛があり、脳梗塞や脳腫瘍が心配な患者さんに頭部MRIを行って異常がなければ、「ほぼ100%、心配な脳疾患はありません」と言ってあげることができるからです。また、聴神経腫瘍のような脳腫瘍を早くみつけることができ、治療方針を早く決めることができます。この点は、私の今までの主張と矛盾するようですが、頑固な症状が続いていて、患者さんの不安が強い時に「大丈夫ですよ」と確実に言ってあげると患者さんの安心感が違うからです。このような患者さんの場合、私は、多分大丈夫だろうと思っても、一度はＣＴかＭＲＩの検査をしておくようにしています。ただし一度大丈夫とわかったなら、患者さんの症状が変わらなければ、ＣＴやＭＲＩを何度も撮ることはしません。エコー検査と違って、ＣＴやＭＲＩは、検査施術者や患者さんの状態によって見え方が変わるということがほとんどないからです。

なお、血管系の異常は造影剤を使うことによって、ほぼ体中の血管の異常を診断することができます。たとえば頑固な胸痛が持続するとき、造影剤を使った胸部ＣＴを行うと、心臓を栄養する冠動脈から肺動脈から大動脈まで一度に評価することができます。胸部造影ＣＴひとつで、狭心症、大動脈解離、肺塞栓といった命にかかわる血管系の疾患を一度に診断することができます。若年の女性で、妊娠を考えている場合は検査しませんが、その他の患者さんで、頑固な胸痛で不安の強い患者さんには、一度は造影ＣＴの検査をしておいてよいと思います。検査費用は、単純ＣＴが1回1万円程度、造影剤を使ってもあわせて2万円までで、さらに保険が効きますので、患者さんの実質的な負担は3千円から6千円程度です（3割負担）。

これだけ有用なＣＴとＭＲＩですが、一つ困った点があります。症状と関係のない異常まで見つけることが少なくないのです。腹痛で腹部ＣＴをとったところ、症状とは関係がないと思われる腎臓に腫瘍がみつかるということはめずらしくありません。こういったケースは、若い人の場合は幸運です。早期に腫瘍を見つけることができ、治療することができるからです。困ったことが起きるのは高齢者の場合です。私は、心臓血管の医師なので、胸が痛いという高齢の患者さんを診察することがよくあります。狭心症という心臓に栄養を送る血管が狭くなる病気を疑ってCTをとると、血管は大丈夫だったけど肺に小さな腫瘍がみつかってしまったということがよくあります。癌かもしれないですし、癌でないかもわかりません。ただ、患者さんの症状に関係がないのは間違いありません。たまたま、症状とは無関係な肺腫瘍がみつかったということです。このような時に私はとても困ります。なぜなら、高齢の弱った患者さんに果たして、症状とは関係のない肺の小さな腫瘍を治療すべきかどうかわからないからです。では、実際にどうしているかと言うと、患者さんに正直にお話しして、治療を希望される場合は呼吸器の専門の先生を紹介しています。その結果、ほとんどの患者さんが専門の先生を紹介してほしいと言われます。専門医のもとで、気管支鏡やＰＥＴ（がんを診断するため、現在一番精度の高い画像検査）を行い、最終的に手術されることも多いのですが、果たして私が腫瘍について告げたことが患者さんにとってよかったのかどうか、いつも悩ましく思っています。

ＣＴやＭＲＩはそれくらい、病気をみつける能力が高いので、なんらかの症状が続いて心配という患者さんには、重大な病気の可能性は低くても、一度はこれらの検査をしておくことは意味があると思います。本書は医療費を減らそうというテーマで書いているので、検査を勧めるのは矛盾するのですが、それだけＣＴやＭＲＩの診断能力は高いのです。

ただ、非常に残念なことがあります。医者による結果説明が十分でないためか、患者さん自身の性格のためか、一度の検査で納得せず、同じ症状のために、他の病院を受診されることがとても多いのです。そのたびにCTやMRIをくりかえしとることが多いのが実態です。なかにはCTとMRIあわせて五回しましたという患者さんに出会ったこともあります。本来は一度で済むのですから、これはまったく無駄な検査です。

■薬物治療の発達

ここからは治療の話に入ります。この数十年で、薬物治療も格段に進化しました。分子標的薬と免疫チェックポイント阻害薬についてはさきほど触れましたが、この分野は私の専門ではない分野ですので、ここでは私の専門分野である心血管系のお薬について少し詳しく述べたいと思います。

日本人は食塩をたくさんとる民族ですので、以前は脳血管障害の発症がとても多かったです。脳血管障害は脳卒中とも言われていますが、脳出血や脳梗塞という病気があります。食塩をたくさんとると、血圧があがり、血圧の上がった状態が長期間続くと血管が障害を受け、血管が破れたり（脳出血）詰まったり（脳梗塞）しやすくなります。そのため、血圧を下げるということが、脳血管障害（脳出血や脳梗塞）の予防にとても大切なことです。

1970年代に血圧を確実に下げるニフェジピンというカルシウム拮抗薬（降圧薬の種類の名前）が出現しました。カルシウム拮抗薬は直接血管に作用して、血管を広げることによって血圧を下げる薬です。カルシウム拮抗薬と減塩の必要性の浸透により、脳血管障害による死亡は減少しました。カルシウム拮抗薬の開発は、血圧を下げるという意味では画期的な薬でした。今でもカルシウム拮抗薬は降圧薬の主流なのですが、現在では別の降圧薬も開発されています。自律神経(交感神経や副交感神経)や体液性因子(臓器間で情報や指令を伝達する物質。ホルモン)に働きかけるお薬が、カルシウム拮抗薬と同等またはそれ以上に、心臓疾患の予防に効果的であることがわかってきました。少し難しい話になり恐縮ですが、交感神経が心臓に働きかける作用をブロックする薬（ベータブロッカー）や血圧をあげるホルモンであるアンギオテンシンの働きをブロックする薬（アンギオテンシン受容体ブロッカー）といったお薬です。こうして、今ではいろいろな降圧薬を組み合わせながら、心血管疾患の発症をより確実に予防することができるようになっています。

そもそもの血圧が上がる仕組みを説明しましょう。まず、脳、心臓、血管、腎臓はお互いに連携しています。脳からは自律神経を介して、心臓からは利尿ペプチドという体液性因子を介して、腎臓からはレニンという体液性因子を介して、これらの臓器はお互いに情報を発信して、受診しています。アンギオテンシンやアルドステロンも肝臓や副腎で産生される体液性因子です。各臓器は情報を交換しながら、目の前の環境の変化や、自身の体調の変化に対応しています。つまりホメオスタシス維持のための情報交換です。私たちの遺伝子は、何十億年前から引き継がれてきたものですから、急には変化できません。したがって、私たちの体の仕組みは、何万年も昔か、少なくとも数千年前の時代を生き抜くために適切にできています。その当時の環境を考えてみましょう。食べ物が少なく、外敵も多く、食塩などほとんどない環境であったことでしょう。そうした環境で生き延びるための戦略を持っています。その環境では、血圧が上がることより下がることの方が多かったでしょう。血圧が下がって、ふらついて意識を失い、外敵に食べられることが一番の問題だったでしょう。そのため、自律神経も体液性因子も、血圧を上げる方向に維持することがメインのシステムになっています。具体的には、交感神経やレニン（腎臓で産生）、アンギオテンシン（肝臓で産生）、アルドステロン（副腎で産生）です。これらの神経体液性システムは血圧を維持するため、心臓に鞭を打つように働きますが、心臓は酷使され続けると、いずれ疲れてきて心不全を起こします。

これは私の仮説ですが、「人間の寿命はもともと50年くらい」という事情があるのかもしれません。癌の発症が50歳代後半で急激に増加すると述べましたが、心疾患の発症もほぼ同時期から増えてきます。骨格系も50代から急激に痛んでくることから、もしかしたら私たちの遺伝子は50歳まで生きればよいという戦略なのかもしれません。50歳と言えば、おおよそ子供が成人して一人前になる時期です。過去に人間が生きてきた時代や場所は、だいたい食べ物が少ない環境ですので、50歳くらいで死んでくれた方が、遺伝子が生き残っていくにはかえって好都合であったのかもしれません。

話を戻しますと、私たちの生活環境は良くも悪くも激変してしまいました。現在の先進国は、食べ物が豊富で、外敵も少なく、塩分も取りすぎる環境にあります。この環境に遺伝子がうまく対応できていないのが、現在の状況だと思います。飽食で塩分過多で運動不足といった環境に、遺伝子がまだ適応できていないのです。そのため、交感神経が心臓への作用を弱める薬（ベータブロッカー）やレニン、アンギオテンシンの作用を弱める薬（アンギオテンシン受容体ブロッカー）が50代を超えて、60歳70歳と生きていくためには有用であると考えます。心臓が弱って困ったときには利尿ペプチドというホルモンを出して、腎臓から塩分や水分を尿に出してもらうように働きかけます。利尿ペプチドは血圧を下げる方向に働くホルモンです。このホルモンは全身への血流は減らしますが、心臓を楽にするホルモンです。アンギオテンシン受容体ブロッカーに利尿ペプチド作用を強める作用をあわせ持ったお薬は、心臓に非常にやさしいということが、臨床試験で明らかになり、現在心臓の悪い患者さんに第一選択として使用されています。また、塩分を体に保持する働きのあるアルドステロンというホルモンの作用を弱める薬（ミネラルコルチコイド受容体ブロッカー）も臨床試験により心臓に良いことが明らかになりました。これらの薬は血圧を下げる作用があり、降圧薬としても使用できます。これらのお薬の方が、先に述べたカルシウム拮抗薬に比べて、心臓に優しく、長期的に心不全発症予防の効果があります。例えば、肥満、糖尿病、肺気腫など、将来の心不全予備軍の方は、今は心不全はなくても、将来の心不全の予防として、これらの神経体液性因子に働きかける降圧薬をお勧めします。

先ほど、慢性心不全で、使える薬が多くなったと書きました。前節で述べた神経体液性因子に働きかける薬や、心臓の拍動を調節する薬や、体内の余分な塩分や水分を尿に排泄する利尿薬などです。次節で述べる糖尿病の薬にも慢性心不全に効果のある薬があります。これらの薬を組み合わせることによって、侵襲的治療にも負けないくらいの治療効果があると私は思います。要はどこまで、医師が熱意をもって治療するかです。私は、慢性心不全でかなり重症の患者さんには、４週から６週に一度患者さんに来院してもらい、レントゲンと血液検査と心電図といった簡単な検査を行い、その時の心臓の状態をチェックして、お薬を微調整します。そのようにすれば、侵襲的治療に決して負けないと思っています。お薬と手術（侵襲的治療）と比べた臨床試験があり、侵襲的治療の方が生存率がよいというデータがあるのですが、その臨床試験の方法に私は疑問をもっています。心臓に良い薬を漫然と続けるだけでは、（微調整しなければ）お薬による治療が侵襲的治療に負けるのは当たり前かと思います。本書で何度も述べているように、衰弱した高齢者の場合、侵襲的治療によって、体がより衰弱するということが多く、綿密な薬物治療の方が適していると思います。侵襲的治療を行う医者だけでなく、薬物治療に熱意をもって取り組む医師がもっと増えてほしいと切望しています。

次に糖尿病の薬について述べます。従来、糖尿病の薬は、血糖を下げるホルモンであるインスリンの注射や、インスリンの作用を増強する薬が中心でした。インスリンは糖を血液から細胞に取り込む作用がありますので、これらの薬は、肥満する方向に作用します。もともと、中年以降に発症するⅡ型糖尿病は、糖をとりすぎて肥満の方が多いです。インスリンは血糖はさげるけれども、肥満を悪化させるというジレンマがありました。そのような糖尿病ですが、近年画期的な薬が開発されました。ＳＧＬＴⅡ阻害薬という薬ですが、なんと尿の中にブドウ糖を捨てる作用のある薬です。食べたブドウ糖を尿から捨てることによって、血糖を上げないという薬です。なんてもったいないことをするのだと、数千年前の人は思うでしょうが（いいえ、現在でも飢餓に悩む人はたくさんいます）、このＳＧＬＴⅡ阻害薬は糖尿病だけでなく慢性心不全にもよいことがわかってきました。こうしてみると、いかに環境の変化が急激で、遺伝子がついて行けなかったのかがわかります。もしこの時代があと何千年も続いたら、進化によって、人は尿に糖を捨てる遺伝子を獲得するのかもしれません。

降圧薬の服用をためらう患者さんがたくさんおられます。高血圧には、症状は何もありません。

ただ高血圧を放置すると脳血管障害や心筋梗塞の原因になり、人生の終末期（80歳を超えてから）に心不全に悩まされる可能性が高くなります。上記の薬は、遺伝子が環境の変化についていけなくなった部分を訂正してくれるお薬です。長生きの可能性を高めてくれることは、臨床試験でも確認されています。副作用も全く無いわけではありませんが、副作用よりもはるかに大きなメリットがあります。50歳というのが一つの節目かもしれません。血圧が高めの人は、ぜひ上記のお薬の中で、医師に適切なものを選んでもらって、お薬を服用することをお勧めしたいと思います。

■侵襲的治療の発達

治療法の最後に、侵襲的治療について述べます。手術やそのほか体に負担のかかる治療を「侵襲的治療」と言いますが、これもずいぶん発達しました。ここでも、私の専門分野である心血管系の治療について絞ってお話しします。もともと心臓の手術は、生まれた時から心房や心室に穴があいている先天性心疾患の患者さんの穴を閉じる手術から始まりました。１９５４年世界で初めて人工心肺装置を使って18歳女性の心房中隔欠損症の手術が成功しました。１９６０年代には冠動脈バイパス術も始まりました。これは動脈硬化によって狭くなった心臓を栄養する血管（冠動脈）に他の血管をもってきてつなぐ手術です。２０１２年には上皇様がこの手術を受けられています。同じく１９６０年代から、心臓弁膜症の患者さんに対して、機能の悪くなった弁を人工弁に取り替える手術が始まりました。私が医者になったころは、心臓の手術と言えば、先天性心疾患とバイパス手術と弁膜症に対する人工弁置換術がほとんどでした。この状況は、１９９０年頃から変わっていきます。

１９９０年代からは、冠動脈にステントという金属の網状の筒をいれて、狭くなった冠動脈を広げる治療（冠動脈ステント植え込み術）が始まりました。これは、現在でも標準的な治療となっています。この手術は、血管の中から治療が出来るため、バイパス術に比べるとはるかに患者さんへの負担が小さいので、爆発的な広がりを見せました。心筋梗塞で瀕死の状態の患者さんを、詰まっている血管を広げる技術を使って助けることができるので、医師としてとても達成感を感じることができる治療です。私自身も、しばらくこの治療に没頭した時期がありました。

その後も技術の進歩が続きます。まず、バイパス術では人工心肺を使用せずに心臓を止めないでバイパスを行う手術（ＯＰＣＡＢ）が始まりました。ＯＰＣＡＢは一般的となり、現在ではバイパス手術だけを行うときは、心臓を止めないで手術をすることが一般的になりました。また、心房細動という不整脈に対する侵襲的治療も発達しました。心房細動は脈がばらばらになる不整脈で、脳梗塞の原因となる不整脈です。これに対する新しい治療法は、アブレーション治療と言います。左心房や肺静脈に管を入れて、そこの細胞の一部を高周波で焼いたり（高周波焼灼術）冷凍凝固（クライオアブレーション治療）して、一部の細胞を壊死させることによって不整脈を治します。さらに、心臓弁膜症の治療も、心臓を止めずに血管の中から治療が可能になりました。血管の中から大動脈弁を取り替える手術（ＴＡＶＩ）、血管の中から僧帽弁の逆流を少なくするクリップをかける手術（Mitral Clip）などが次々と開発されました。

心臓を助ける機械としては、古くから血圧を補助する大動脈内バルーンパンピング（ＩＡＢＰ）という機械がありましたが、30年程前に血流も補助する経皮的心肺補助法（エクモ））が開発されました。コロナの治療の時に有名になったあのエクモです。最近では、Impella（インペラ）というエクモより簡便な補助循環カテーテルが使えるようになり、急性心筋梗塞の治療などで広く使われています。

脈が遅くなる人のためにペースメーカーは古くからありましたが、心室細動というとても危険な不整脈が出たときに電気ショックをかける植え込み型除細動器（ＩＣＤ）や、心臓がより自然な収縮をとりもどすような心臓再同期治療（ＣＲＴ）なども可能な治療法になっています。この30年間の侵襲的な治療の進歩には目を見張るものがあります。心臓、血管というのは、人の臓器の中でも「ポンプと管」という比較的単純な役割であるので、人工物で代用することが比較的容易と言えます。そのことが、さまざまな侵襲的治療が開発される下地となったのだと考えます。

私は、これらの侵襲的治療を頭から否定するわけではありません。特に急性心筋梗塞の治療は、できるだけ早く冠動脈ステント植え込みをするべきと考えています。しかし、慢性心不全や慢性不整脈の治療は、しっかりした薬物治療を前提として、それでも必要な時は、熟練した術者のもとで治療を行うようにするべきだと思います。第5章で詳しく述べますが、日本ではたくさんの施設で、侵襲的治療の件数を一例でも多くしようとする傾向にあり、その結果必要以上に侵襲的治療が行われ、そのかわり、細やかな内科的治療がないがしろにされているように感じています。そのことが、日本の医療費増大の大きな原因になっており、患者さんのためにもなっていないことがとても残念です。

それでもすべての症状の原因がわかるわけではなくすべての病気が治るわけではない。医師は反省を。

さまざまな検査や治療について述べてきましたが、それでも患者さんのすべての症状がわかるようになったわけではありません。たとえば頻回に狭心症のような訴えをされるのですが、心電図で変化なし、ＣＴをとっても異常なしという方もたくさんおられます。心臓神経症とか非定型胸痛症という診断名がついていますが、要するによくわからないのです。

このような時は説明が大切です。若い先生の中には、心筋梗塞の患者さんが来たと思って張り切ったのに、心筋梗塞ではなく空振りであることがわかり、がっかりする人が多いです。がっかりするだけなら良いのですが、患者さんに対して、「何でもないですよ。気のせいじゃないですか」とそっけなく説明する先生が少なくないことは困ったことです。心筋梗塞でなくても、患者さんにとっては深刻なのです。そのようなそっけない説明では納得できません。

私はこのように説明しています。「今回行った検査では異常はありませんでした。少なくとも命にかかわる疾患でないことは確かです。将来、痛みの原因がわかり、治療ができる時代がくるかもしれません。しかし、今は適切な治療薬はありません。痛みを紛らわすため安定剤を処方することはできますが試してみますか？　痛いときはいつ受診してもよいですよ」。そのように説明して何度か外来で様子を見ていると、患者さんの方も、だんだんと自分の症状がすべて医学で説明できるわけではないのだなと理解されるようになります。そして完全には症状は改善しませんが、痛い時は自分で対応できるようになっていきます。どんなに検査法と治療法が発達しても、医療には限界があります。人間のすることなので当たり前です。

ですから、検査、治療がどれだけ進歩しても説明が大切です。第２章でも述べましたが、インフォームド・コンセントという言葉があります。医師がしっかりと説明したうえで（インフォームド）、患者さんの症状と希望をしっかり聞いて、それで同意された（コンセント）治療を行うということです。「しっかりとした説明」ということがすべての大前提にあります。そして、患者さんが、医師側の意に沿わない決定を下しても、その決定を尊重し寄り添うという姿勢が必要です。最近、非常に残念に思うことは、侵襲的な治療を提案して、患者さんが拒否されたとき、提案したドクターが怒り出したり、それならばよその病院に移りなさいと、無理やり転院させるということが少なくないということです。患者さんに侵襲的医療をしなくても、お薬による治療があります。お薬による治療も十分に発展しているのに、そしてその薬を使いこなすことも専門医の役割であるのに、それをしない専門医がとても多いです。「治療の主体は患者さんである」という当たり前のことをもう一度私たち医師も認識する必要があると思います。

日本の医療はかなり良いレベルである。患者さんも理解をお願いします。

第4章では、私の専門分野である心血管分野を中心に、現在の日本の医療の現場について書いてきました。若干の問題はあるものの、日本の医療レベルは高く、また医療者は概して真面目で、患者さんに対し真摯であります。たしかに患者さんに対して上から目線で話す医師もいますが、大部分の医療者はむしろ自信のないことが多いのです。なぜなら、実際の臨床では、いかに検査をたくさんして、知識と技術をつぎ込んでも「100%まちがいない」ということはあり得ません。常に数%から数十%のまちがいの可能性を残したまま、治療が進行していきます。このことは、患者さんの方もぜひ知っておいていただきたいと思います。現場では、良心的な医師がいろいろな可能性を考えるあまり、自信がなさそうに説明して、それが患者さん側から不信を買うという残念な連鎖を見ることがよくあります。実際の臨床の場というのは、どうしても不確かさを含み持っているのですが、それでも日本の医療はその不確かさの度合がかなり低いことは信じていただきたいと思います。日本の医療は、医療者の真面目さも含めて、全体的に見ればレベルが高いのです。

今回の新型コロナウイルス感染症でも、実際に患者さんの診療にあたる現場の医療者は本当に真面目でした。たしかに、政府や分科会や医師会の対応には言いたいことが山ほどありますが、それでも全体としてよくやったと思っています。そういうことも幸いして、日本人の死者数は、世界でも指折りの少なさなのでしょう。奮闘したのは医師だけではありません。看護師さんたちは、私の病院でも、隔離された患者さんが少しでも孤独感を感じることなく、元気で退院できるようにいろいろと工夫をしていました。

くり返しになりますが、一般病院でも現場の日本の医療はかなり高いレベルです。患者さんの中には、大学病院や大病院でなければ信用しないという方もおられますが、そんなことはありません。ほとんどの現場は信頼して託すに足るスタッフたちです。他国に比べてけっして劣ることはないと思います。私も病気になったら日本の病院にかかりたいと思っています。ただ少し残念なのは、日本の医師は説明があまりうまくないことです。患者さんからも説明が少なかったという不満をよく聞きます。これは改善していく必要があると思います。

では、どうしてみんながよくやっているにもかかわらず、日本の医療が持続不可能なのか。私は、現在の医療制度に大きな問題があると思います。また、学会や大学といった、日本の医療をリードする立場の人々が、あまりにも今の日本の社会全体に目が向いていないことにも問題があると思います。そこで次章では、仕組みの話をします。病院のかかり方から、料金の決定まで、日本の医療制度はどうなっているのかを見ていく中で、日本の医療費が増大するメカニズムが理解できるでしょう。

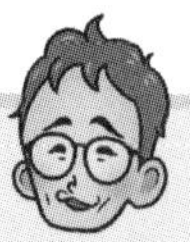

診療の現場から

死因の変遷

- 過去には感染症（結核）が最も多かったが、現在は悪性腫瘍や心疾患が増えている
- 悪性腫瘍（癌）は死因のトップであるが医療の進歩で癌と共に生きる時代になっている
- 衰弱した高齢者の増加とともに老衰が死亡原因の3位となっている

診療の現場では

- 問診、身体所見で緊急性は判断できる
- レントゲン、心電図、血液検査、検尿、エコーにて病態は診断できる
- CTとMRIは偉大な検査で、形態的な異常に関しては、ほぼ指摘できる

日本の医療は、世界的にみてかなり高いレベルにある

- 命にかかわる疾患はほぼ見落としなく診断できるようになった
- 薬物治療も侵襲的治療も、非常に進歩した
- 医師の説明の仕方には改善の余地がある

医学は発達したし、日本の医療レベルは十分に高いが、症状に対する原因がすべてわかり対応できるわけではなく、患者さんへの説明がとても重要である。

第5章　医療費をより上昇させるメカニズム

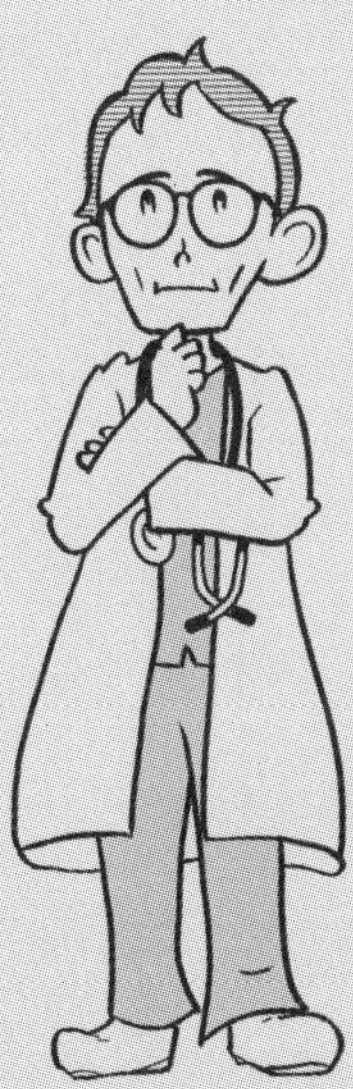

第4章では、医療の進歩によって、この30年間で治る病気が増え、人々の健康にまちがいなく寄与してきたことを述べました。しかし、一方で医療費は際限なく増えて医療全体が持続できない状況になってきていると思います。技術の進歩により、ある程度医療費が増えることはやむを得ないことですが、日本の場合、必要以上に医療費が上昇していると考えます。それはなぜでしょうか。

この章では、医療費をより上昇させるメカニズムについて私の考えを述べます。問題は、日本の医療制度にあると考えます。医療の料金を決める「診療報酬制度」の中で、特に高額療養費制度、出来高払い制度といった制度に問題があると考えます。というのも、日本では各医療機関に、原則的に独立採算による経営が求められています。独立採算ということは、一般の企業と同じで、赤字を続けたら病院はつぶれますよということです。これらの制度のために、治療者側にも、患者さん側にも医療費を抑制する意識が乏しいことが、医療費がより増大する一番の原因と考えます。また、制度とは別の話になりますが、特に近年、「失敗した人を徹底的にたたく」という社会の風潮が、医療者側に自衛意識を強くさせ、過剰な検査、治療につながり、不要な医療費を増大させている点についても触れます。

■診療報酬制度

日本の医療費は公定価格（政府が一律に定めている）であり、日本中どこでも同じ価格になっています。すべての保険適応の医療行為については保険点数が定められています。たとえば虫垂炎の治療には、技術料が何点（1点は10円）と決まっていて、日本全国、どこで受けても、誰に受けても同じ点数になっています。たとえば虫垂炎の手術は、技術料が6740点（67400円）です。そのうち自己負担分（原則3割）は患者さんが支払い、残り7割はその患者さんが加入している公的医療保険組合が支払います。

医療行為を行うと、その医療行為に定められた定められた保険点数に応じて、医療機関は診療報酬を受け取ることができます。同一の医療行為には同一の保険点数が定められているため、診療報酬も同一になります。なお、同じ医療行為であっても、緊急手術か予定手術かによって保険点数がちがうように、その医療行為に至った経緯によって保険点数が異なることはあります。これが診療報酬制度の概要です。

次に、診療報酬の支払い方式には「出来高払い方式」と「包括払い方式」と「人頭払い方式」の3つがあります。日本の外来診療は、現在「出来高払い方式」をとっています。入院診療では、「包括払い方式」と「出来高払い方式」の併用となっています。海外では「人頭払い方式」を採用している国もあります。それぞれの方式の特徴をみてみましょう。

出来高払い方式は、病院で必要と判断して行った医療行為に対して、あとから全額が支払われる仕組みです。つまり、医療機関が行った、診察、検査、治療、処方した薬剤に対して、そのすべての保険点数が加算されて請求されます。出来高払い方式の下では、実際に診療に要した費用は原則支払われるので、医療機関としては未収の心配はありません（ただし、あとで説明するように、査定される可能性はあります）。これは良い点です。反面、病院や医者の側は、医療サービスを増やせば増やすほど収入が増えるため、過剰診療を招きやすい傾向にあります。

包括払い方式は、疾患ごとに重症度や緊急度に応じて一連の医療サービスを一括りにして評価する仕組みです。日本では、急性期の入院診療に対して支払われる対価のシステムです。まず、入院一日あたりの点数を算定し、入院日数に応じた診療報酬が請求される仕組みです。この方式では、定められた費用内で工夫して診療が行われ、無駄な投薬や検査を減らすことが期待できます。反面、本当に必要な検査や治療が受けられなくなり、医療の質が低下する恐れがあります。

人頭払い方式は、患者さん一人あたりにいくらを支払う、と取り決める仕組みです。外来や訪問診療に対して支払われる対価のシステムであり、イギリスの家庭医制度などで採用されています。そうした制度では、医療機関に対してあらかじめ患者さんが登録されており、その人数によって対価が支払われます。イギリスでは、家庭医が登録された患者さんの健康管理に責任をもつという考え方で人頭払い方式が成り立っています。

このように診療報酬制度には3つのやり方があります。では、なぜ日本の医療費が増大しやすいのか、仕組みの面から見てそのメカニズムを解き明かしましょう。

■日本の外来診療の診療報酬

はじめに、日本の外来診療についてです。日本の外来診療は出来高払い方式をとっています。すべての検査、治療、薬剤は保険診療の枠内であれば、支払われます。外来で患者さんは診察を受け、必要に応じて検査を行い、そしてお薬などの治療を受けます。診療報酬制度により、「診察料は何点、検査料は何点、検査の診断料は何点、処方料は何点……」と細かく決まっています。病院や医院で患者さんは、診察料、検査や診断料、処方料の合計の3割を請求されます（年齢や保険区分で異なりますが、一般的には3割です）。たとえば、外来で受けた検査、治療の点数があわせて3000点ならば、かかった医療費としては3万円になり、患者さんは病院の窓口で3万円の3割である9000円を支払うことになります。残りの2万1千円は医療機関が、その患者さんが加入している公的医療保険組合に請求して支払ってもらうことになります。この時、たくさんの検査を受けたら高くなりますし、診察だけならば安く済みます。

請求する時に、保険組合から査定が入ることがあります。「なぜその検査をしたのですか？」

とか、「その治療は保険適応外ではないですか？」とか、「投与量が多すぎるのではないですか？」と言った内容です。その査定に対して、医療機関は説明を行うのですが、それでもダメな時は払ってもらえないことがあります。その時は、医療機関は丸損になっています。たしかに、適正な医療を行うために査定は必要だと思いますが、私はその運用方法に疑問を感じています。各公的医療保険組合は、査定のために医師を雇っているのですが、その医師は専門家で、大きな病院の部長先生であることが多いのです。どうしても、大病院や大学病院の医療に甘くなり、開業医の医療には厳しくなる傾向にあります。開業医の先生が、心不全の治療に前章で述べたような新しい薬を使いたいと思っても、査定されるのが怖くてなかなか使えないという声をよく聞きます。その結果、不十分な治療しか行えず、結局、患者さんは心不全のため再入院となり、かえって医療費が高くついたということはよくあります。このように、現在の査定のシステムは、無駄な医療を減らすよりも、必要な医療に歯止めをかけてしまう傾向にあります。一方、大病院や大学病院で行われる侵襲的医療に関しては、材料に関しては査定されることはありますが、手技そのものを査定されることはほとんどありません。

私は、外来診療における無駄はむしろ大きな病院にあると思います。大きな病院では、血液検査でも、エコーでも、ＣＴやＭＲＩでも簡単にとれる環境にあります。本当にその検査が必要かどうかを吟味せずに、安易に検査に頼ってしまう傾向があります。前章で、ＣＴやＭＲＩ

は偉大だと書きましたが、これらの検査をすれば、大きな見落としをすることはまずありません。症状が続くなら一度はCTやMRIをした方がよいと、前章で私は書きましたが、大きな病院ではまったく迷うことなく、それらの検査が最初からされるケースが多いようです。そして大きなブランド病院に対しては、適合する病名の記載さえあれば、保険の査定もほとんど入りません。大きな病院では、比較的若い医師が診療することも多いでしょうが、検査や治療が必要かどうかしっかり吟味するという教育をしていただきたいと思います。若い医師が自分の目や耳や手を使って診断する、自分で判断を下す訓練をするためにもです。現状では、世の中や患者さんから非難されないために、「見落としをしない」という一点にのみ注意が向けられているように感じます。それで検査過剰になりやすいのです。

一方、開業医の場合は検査過剰になりにくいですが、診察の回数が増える傾向にあります。まず、検査については設備の都合上、できる検査が限られるため、検査に頼ることができません。しっかり問診をして、身体所見をこまめにとって、丁寧に診察するということに尽きると思います。そして、これは危ないかもしれないと思った時はすみやかに大きな病院や専門の病院に紹介するでしょう。こういう診療をするところでは、無駄な医療費が発生していないように思います。開業医の収益について言うと、患者さん一人あたりの収益は限られており、むしろ収益の高さはのべ何人みたかということに依存するようです。それで、診療回数を増やすということは起こりえます。その方が今のメカニズムで収益が上がるからです。現状では、開業医が状態の落ち着いた患者さんを診療するのは、2週から4週に1回が多いでしょう。しかし、状態が落ち着いている患者さんは2か月か3か月に1回の診察でも十分だと私は思います。落ち着いた患者さんの診療回数を減らすということは、医療費抑制に効果があります。こうした点を考えると、そもそも「出来高払い方式」ではなく、「人頭払い方式」をベースにした診療報酬制度の方がふさわしいと私は考えます。具体的には、イギリスで行われている「家庭医制度」を日本にも導入するのがよいと思うのですが、それは第6章でくわしく述べたいと思います。

外来診療でお薬が出ることも多いでしょう。患者さんは医師の処方箋をもらって調剤薬局に行き、処方してもらった薬をもらい、やはり薬の代金の3割を調剤薬局に支払う仕組みになっています。お薬代も他の医療費と同じく3割負担ということです。お薬については「ジェネリック医薬品」という言葉を聞いたことがあると思います。これは効果や効能は同じでも、薬代が半分以下の薬です。ジェネリック医薬品は、すでに広まった薬に対して、特許が切れた段階で、同じものを安く量産することで生まれます。開発費がかかっていない分安く販売することができます。薬局でジェネリック医薬品を希望すると、患者さんが薬局で支払う代金を少なくすることができますし、保険組合が支払うお金も少なくすることができます。だから積極的に使うとよいと思います。ジェネリック医薬品は、医療費を少なくする重要な手段ですのでのちにくわしく述べます。

■日本の入院診療の診療報酬

次に、入院医療に関して見てみましょう。日本の大きな急性期病院では、入院診療に関しては、ほとんどの病院が「DPC制度」という包括払い方式を採用しています。この制度のもとでは、同じ病名で入院した場合、1日あたりの入院料金は同じになっています。入院中に検査や薬による治療が行われても入院料金は変わりません。ただし、夜間の救急入院の場合は、加算がつくようになっています。ですから、同じ病名で、昼間に入院した場合、入院中にどれだけ検査しても、薬物的治療しても、入院日数が同じなら同じ点数ということになります。しかし、手術やリハビリを行った場合、それらの治療は別に料金が請求されます（この点は「出来高払い方式」を併用しています）。たとえば、狭心症で心臓の血管にステントを植えこむ手術のため4日間入院したとします。心臓の血管にステントを1本植えこむ手術をした場合、入院費用は約80万円から90万円です。そのうちの8割くらいが、手術の手技料（21680点）と手術に使うステントなどの材料費（30000－40000点）になります。残りの2割くらいが基本の入院料金です。ところで、万一、入院中に出血などのトラブルがあった場合、入院期間が延びます。その場合、入院費用は日数分増えますが、入院期間がある程度以上長くなると（狭心症の場合は7日間を超えると）1日あたりの入院料金が下がる仕組みになっています。つまり、無駄に入院が長くならないために、最初に高めに点数を設定し、徐々に点数を下げる仕組みを採用しています。さて、入院費用が80万円の場合、患者さんは3割の24万円を病院の窓口で支払うことになりますが、次の節で述べる「高額医療費制度」を利用できるかもしれません。その制度で定める限度額を超える額の場合、限度額を超える部分はのちほど健康保険組合から返済されます。以上、外来と入院の診療報酬の仕組みを見てきました。

この診療報酬制度のもとで、独立採算を求められる病院が、効率的に収益をあげようと思ったらどうするでしょうか。現状の診療報酬制度のもとでは、外来では検査を増やし、入院では手術件数を多くする方向にどうしても病院側の判断が傾いてしまいます。ここで、「病院が収益をあげるための方法」と聞くと不快な思いをされる方も多いかと思いますが、病院は独立採算ですから、医師や看護師などの職員に給料を払わなければなりません。そのために、経営者はやはり収益のことを考える必要があります。急性期病院の場合、実は外来の基本診察料はとても安く、収益が出るのは検査代くらいです。（この保険点数の決め方も、検査が過剰になっていく原因の一つです。）また、大病院や大学病院の場合、基本の収益源は手術と入院になります。できるだけ点数の高い手術をたくさんこなして、短期間の入院として、ベッドの回転率（短い期間で次の患者さんに移すこと）を上げれば、利益率は高くなります。もちろん、病院がすべて利益という判断基準で動いているわけではありませんが、たとえば手術をするべきかどうか迷ったときに、病院側の判断は手術と入院を勧める方向に働きやすいということは容易に理解できると思います。

以上、現行の医療制度のもとでは、どうしても医療者側に、本来必要である以上に医療費増加の方向への圧力がかかりやすいメカニズムを説明しました。次に、患者さん側にもそのような要因があることを説明いたします。

■高額療養費制度

日本には、高い医療費がかかった時に患者さんを助ける「高額療養費制度」があります。高額療養費制度とは、ひと月にある一定の限度額を超えた場合、その方の年収に応じて、その限度額までの差額を保険組合が返還してくれる制度です。限度額は、年収の高い人は限度額も高く、最高で25万円程度、年収の低い人は5万円程度になっています。たとえば、200万円かかるような手術を受けても、年収の低い方がこの制度を使えば5万円で済みます。年収や貯蓄の多い少ないにとらわれず、高額な治療も受けられるようにという患者さんにとってとてもやさしい制度です。しかしこの制度もまた、医療費が高騰する一因になっています。

さきほどは診療報酬制度が、医療者側に医療費を増大させている可能性について述べましたが、高額療養費制度は患者さん側の事情に働きかけます。病気になって入院した患者さんは、不安な気持ちで一杯です。医療者側とは、とても同じ立場ではいられません。医療者側は患者さんの病気についてたくさんの知識と経験をもっているからです。患者さんは、できれば手術を受けずに病気が治ればよいなと思っています。でも手術しなければ治らない、手術した方が長生きする可能性が高くなると説明されれば、手術を受けようと思います。もっとも、10人の医者がみて、10人とも手術が勧められるというような場合は問題ありません。たとえば50歳の患者さんが、虫垂炎が穿孔して（盲腸に穴があいて）、広範囲に腹膜炎（お腹の中全体の炎症）を起こしているような場合は、手術するのが唯一に近い選択肢です。一方、70歳の女性が、頻脈性心房細動という不整脈で入院した場合を考えてみます。まず、「手術」の選択肢でいうと、不整脈に対してはアブレーション（高周波や低温で心臓の細胞の一部を壊死させ、不整脈の回路を断ち切る治療）という手術で治す方法があります。しかし、お薬で治す方法もあります。もし、アブレーションの手術をしていない病院に入院すれば、まずはお薬で治しましょうということになると思います。実際、お薬で症状がおさまるケースがほとんどです。しかし、アブレーションの手術ができる病院に入院したらどうでしょうか。さきにも述べたように、薬物治療とアブレーション手術では診療報酬がぜんぜんちがいますので、医療者は、アブレーションの方に誘導するかもしれません。たとえば「アブレーションをすると、薬を飲まなくてもよくなりますよ」というように。患者さんは専門的な知識がなく、不安を覚えているので、「手術をお願いします」と答えることも多くなります。そして、手術を選択する際に、高額療養費制度があるので、自己負担額が少なくてすむということが、手術への無言の後押しになっています。

今、出した例のように、同じ病気であっても入院する施設によってちがう治療の選択肢が提示されることは、実際かなり高い頻度で起きています。患者さんは、長生きできる可能性（生命予後）に差がなければ、痛くなくて安い治療を希望するのが普通だと思います。しかし、主治医から手術を勧められた時に高額療養費制度が、患者さんサイドに手術を受けようと決心させるのに重要な役割を果たしています。アブレーションで5日間の治療をすると、保険点数で20万点（200万円）から25万点（250万円）になります。3割負担の患者さんの場合、自己負担額が60万円から75万円とかなり高額になりますが、高額療養費制度のおかげで自己負担額は5万円から25万円の間に減額されるのです。「それなら、手術を受けようかな」と思う患者さんも多いと思います。しかし、薬でもほぼ同等の効果が得られるのです。もちろん、薬物療法の方が安く済みます。たしかに、高額療養費制度は患者さんを守る良い制度ですが、このように医療費を増大させる原因になっています。

このような書き方をすると、アブレーションを勧める医師が悪徳医師のように思われるかもしれません。しかし、実際はそんなに単純なことではありません。不整脈を手術で治す実力をもった医師が、不整脈で困っている患者さんを、自分の技術で治してあげたいというのはごく自然な感情です。しかも、その手術は保険適応として認可されています。それならば、なぜアブレーションを勧めたら悪いのかと、アブレーションをする医師は思っていると思います。要は制度の問題です。アブレーション手術と命にかかわる癌の手術が、自己負担額が同じということが問題だと私は言いたいのです。

医療費が膨らみ続ける現在、私は、疾患によって、または治療目的によって、「保険診療（3割負担にすること）は認めるけれど、高額療養費制度は適用しない」という判断もする必要がある時期にきていると考えます。（そうすると、お金持ちしか選べない選択肢も出てきます。そういった課題については8章で説明します。）

■中医協と政治の力

ここまで「医療費が増えすぎる原因は制度にある」という話をしてきました。では、その制度は誰がどのように決めているのでしょうか。それは、中央社会保険医療協議会（略して中医協）

と省庁や内閣の持つ政治の力です。中医協は、厚生労働大臣の諮問機関であり、「診療報酬制度」の保険点数を決める権限を持ちます。保険点数は、いわば医療の料金です。日本で医療行為をするにあたって、保険点数がとれるのかどうか、保険点数がいくらなのかということは決定的な影響を与えます。いくら患者さんによいと思うことをしても、保険点数がとれなければ、収入は0だからです。つまり、日本の医療全体の料金体系を決めるという重要な役割を担っているのが、中医協なのです。

中医協は20人のメンバーからなっており、以下の構成になっています。「保険者及び被保険者並びに事業主等を代表する委員8人、医師、歯科医師及び薬剤師を代表する委員8人、公益を代表する委員4人」です。彼ら・彼女らの決定の積み重ねで、今の日本の制度があります。しかしながら、私が言おうとしているのは、けっしてこの方々が不誠実な仕事をしているということではありません。むしろ、かなり大変な立場であろうと思います。医療者、製薬会社、医療機器メーカーなどの利害がからむ中、それぞれの利害関係者（ステークホルダー）に大きな損失をもたらす決定はとてもしにくいと思います。そのため、保険点数の決定は保守的になりがちであり、実際、新しい医療は認可され続けるのに、保険適応からはずれる検査や治療はほとんどありません。その結果として、新しい医療ができる病院は新しい医療を行います。できない病院は従来の医療を行いますが、それでうまく行かなければ、新しい医療で再治療を受けることがよく起きます。このようにして医療費は増大していきます。医療費が増えすぎてもすぐには被害を受ける利害関係者がいないため、本格的な改革は先送りされています。結局、じわじわとダメージを受けるのは、値上がりし続ける保険料を負担する現役世代と言えるかもしれません。

しかし、過去に一度、思い切った改革がなされたこともありました。2001年、小泉純一郎総理大臣の時代に中医協が行った決定で、患者さん、医療者、薬剤医療器具メーカーにそれぞれ負担増を求める、いわゆる三方一両損の改革です。当時、年間30兆円を超えた医療費のさらなる増加を抑制しようとする政策で、医療者も大きな影響を受けました。小泉総理大臣は高い国民的人気を背景に、既得権に対して挑戦した稀有な総理大臣であったと思います。国民、医療者、薬剤医療器具メーカーの誰もが「損」を引き受けるように、改革を進めました。まず、国民には医療保険の増額と自己負担の増額という負担を求めました。次に医療者側には、医療行為に対する保険点数の引き下げという負担を求めました。最後に薬剤医療器具メーカーには、薬価の引き下げ、医療器具の保険償還点数の引き下げという負担を求めました。強いリーダーシップがあったため、中医協も小泉総理大臣の意に沿った決定を行いました。当然、いろいろな痛みがありました。既得権を侵害された患者さん、医療者、製薬会社、医療機器メーカーは反発しました。つぶれた病院も少なくはありません。私が勤めていた病院はつぶれこそしませんでしたが、新病院の建設が後回しになり、結局5年以上新病棟の建設が遅れました。地元の病院がつぶれて不便になった患者さんもいました。マスコミはそれをとりあげて報道し、野党、与党の一部、医師会、学会などが猛然と反発しました。それでも小泉総理大臣は、国民的人気を背景に改革を押し切りました。私はこれはすぐれた決断だったと思っています。しかし、小泉内閣の後は再び元の状態に戻り、医療費は増大の一途をたどって現在に至ります。

こうした改革の時もふくめ、中医協の人は板挟みになりやすく、気の毒な立場にあると思います。医療の進歩とともに、新しい治療法ができて、臨床試験でそれなりの結果が出れば、学会は強く保険適応の採用を求めてきます。保険がきかなければ、実質的には医療の現場でその治療法が使われることはないからです。それは、マスコミを巻き込んで強い圧力になってきます。現実にその治療によって、寿命が伸びる患者さんもいます。その圧力に対して、中医協としては認めざるをえないのだと思います。その結果として医療費が高騰しても、すぐに損害を被る人はいません。ゆっくりと影響が出てきて、現在起こっている、健康保険料の増額につながっています。中医協のメンバーの任期は2年と短いです。もともとは、医療に関係する職業についており、任期が終わればその職業に戻る人たちもいます。そうした中で、職場の仲間や同業者など、みんなに嫌われるような決定をするにはとても勇気がいるでしょう。ですから、総理大臣や厚生労働大臣など政治の強いリーダーシップがなければ、なかなか医療費を抑えるための改革を行うのは難しいと思います。たしかに診療報酬制度の「料金体系」を決定しているのは中医協ですが、実際に日本の医療を大きく動かそうとすればこのように政治の力が必要です。

医療関係者で小泉元総理大臣のことをよくいう人はほとんどいないと思いますが、私は高く評価しています。政治の力があれば、岩盤と思われる既得権者による圧力もはねつけることができたという意味においてです。一方で、私は、学会や医師会の姿勢にはとても疑問を感じます。私自身、内科学会、循環器学会に属していますが、そこでは、自分たちの分野にできるだけたくさんの医療費を獲得できるように働きかけるような意見ばかり出ています。医療全体、そして国家全体のバランスを考えて発言していません。「日本の省庁は国益よりも省益を考える」などと言われますが、医療界でも自分たちが専門とする分野や、所属する分野にたくさんのお金が落ちることを優先して考えています。非常に残念なことですが、このような視野の狭さも医療費が増えすぎる大きな要因だと考えます。

■間違いを許さない、許容度の低い社会

もう一つ、医療費を増大させるメカニズムについて、別の切り口からみますと、社会の許容度が低くなり、なんでも「叩く」「炎上させる」風潮が大きく影響しています。まちがいを許さ

ない許容度の低い社会が、なくて済むはずの医療を増やしています。これは「制度」の話からは少しずれますが、ここで説明させてください。第2章で、私が医者になった当時1990年頃の医療について書きました。当時の医師国家試験は比較的楽であり、医学部は6年制ですが、私たちは4年生くらいまではあまり勉強せずに、5年生くらいから勉強を頑張り始めるのが普通であったと思います。そして6年生の冬に医師国家試験に合格すれば、晴れて5月から医師として働くことができます。病院実習も9か月ほどで、ほとんど大学病院での実習でした。夏休みに、先輩の勧める病院に実習に出かけることもありましたが、実習というより先輩に飲みに連れて行ってもらうのが楽しみで行っていました。1990年頃はまだかなりゆるい時代でした。

今の医学部生は違います。4年生終了時に病院実習前の試験としてCBT（Computer Based Testing）というかなり難しい試験があり、それにパスしなければ病院実習を行う5年生に進めません。そして5年生から2年間みっちりと病院実習があります。大学病院だけでなく、市中病院でもたくさんの時間の実習が必要になります。6年生の冬に国家試験があるのは同じですが、その試験内容はとても難しく、私たちの時代の比ではありません。つまり、今の医学部生は医者になった時点では、私たちよりはるかにたくさんの知識を身につけています。それなのに、社会の研修医に向ける目は私たちの時代に比べてはるかに厳しくなっています。

私たちは、医者になると膨大な量の注射や点滴の種類や効果を覚えなければなりません。研修医の頃は、注射や点滴をする当番があり、そこで手技を磨いたのですが、最初のころは当然何回も失敗し患者さんにもご迷惑をかけました。私が何回か点滴に失敗してすごすごと病棟に帰り、看護師さんに頼むと、私より若い看護師さんが一発で成功し、バツの悪い思いをしました。しかし、その時に患者さんから怒られることはほとんどなく、がんばれよと冷やかしとも励ましともとれる言葉をかけられました。外来診療に関しては、医師になり3か月ほど経った8月ごろから救急外来に1人で診察にあたるようになります。よくわからなければ2年目の先生と相談しますが、それほど重症でないと思われる患者さんは、1年目と2年目の研修医の判断で帰宅してもらっていました。私が研修した病院は1000床を超える大きな病院で、今でも有名な病院ですが、そのような病院でも救急外来は研修医2名で対応していたのです。そして、入院が必要かなと思ったときにだけ、3年目以上の先生に相談していました。当時、このやり方で法的にも実際にも問題はなかったのですが、今に比べると「ゆるい」とも、ゆとりがあるとも言えます。

私には、研修医時代に忘れられないミスがあります。研修医2年目の6月頃のことで、70歳台の乳がんの術後の患者さんが、鎖骨の下の部分から出血があると言って救急外来に来られました。夜11時ごろの受診でした。その患者さんは他の病院で手術をされていて、経過はわかりませんでした。見れば、左の鎖骨の下の皮膚がえぐれており、えぐれた皮膚の表面は正常の色調でしたが、皮膚表面にわずかに出血していました。ガーゼでぬぐうとしばらくするとまた少量の出血があります。出血量はそれほどでもなく、患者さんも元気だったので、次の日に手術を受けた病院を受診してもらうように説明して帰宅してもらいました。それは私の判断でした。しかしながら、翌朝その患者さんが救急車で帰ってきました。そのえぐれた皮膚から、天井まで吹きあがるような出血があり、患者さんはぐったりしたとのことでした。到着したときは心肺停止の状態で、結局亡くなりました。失血死でした。私は何が何だかわからず、ただ家族に、このような結果になったことを、心から謝りました。患者さんの家族は、主治医からは「転移がありますので、長くは生きられません」と聞いており、「苦しまずに死んだのでむしろよかったと思います」とお言葉を受けました。私が医師2年目の研修医であったことはほとんど問題にされませんでした。あとから、先輩の先生に聞くと、おそらくリンパ節の癌転移が皮膚まで浸潤して（進行していて）、奥は鎖骨下動脈まで浸潤したため、鎖骨下動脈から皮膚まで瘻孔（穴）がつながり、動脈性の出血したのではないかと言われました。2年目の研修医で経験の少なかった私には全く想像もつかないことでした。私の中では、強い反省として記憶に残りましたが、多数の人から非難されるというつらい思いはしないですみました。

それに比べ、今の研修医は気の毒です。研修医になった時点では、私たちの時代よりはるかに多い医学的知識を持っているのに、社会的には半人前扱いされます。前述のようなミスを今の研修医がすると、「研修医だけで判断した」というだけで大きな問題になってしまいます。また、誰が診ても結局は同じ結果であっただろうことであっても、研修医だけが診たということだけで大問題になってしまいます。そのため現在は、研修医のしたすべての医療行為は上級医が承認する仕組みになっています。もし医療事故が起きると、研修医の実名までがSNSで暴露されてしまうことが起こる現代です。昔の方がよかったと言うつもりはありませんが、社会の許容度がとても低くなり、しかも事故が起きた場合実名まで暴露されて、個人に誹謗中傷がくる時代は恐ろしいです。

そのためか、今の研修医たちはとても失敗を恐れます。研修医が慎重であるのはよいことですが、慎重すぎることは過剰検査につながります。今の私は一般外来実習で、研修医といっしょに診察することが多いのですが、初診の段階で、かなり可能性の低い病気まで確実に否定しておこうという傾向がみられます。病院としても、失敗するよりも過剰に検査しておく方がよいという考えです。社会の目があまりに厳しく、誹謗中傷も起こりやすい状況では、このように「検査、検査」で時間とお金が費やされ、医師の判断ですぐに治療にかかることが減ってしまいます。その結果、どうしても医療費は増えていくわけです。これは研修医にかぎらず、医療全般がそうなってきています。

たとえば、夜の救急外来にめまいの患者さんがよく来られます。ほとんどが、内耳が原因の末梢性めまいなのですが、まれに脳梗塞からの症状ということがあります。頭部CTでは脳出血と少し時間の経過した脳梗塞は診断できます。頭部MRIでは、新しい脳梗塞も診断できます。ただし、MRIは一度電源を落とすと、立ち上げるのに1時間くらい時間がかかりますので夜間に検査するのは結構大変です。私は、身体所見から脳梗塞の可能性が低いと判断すれば、その日は頭部CTだけとって、症状が翌日も続けば、翌日頭部MRIで確認すればよいと思うのですが、それでは半日診断が遅れてしまいます。その半日の遅れは臨床的に問題はほとんどないのですが、現実にはその日のうちにCTとMRIの両方をとっている病院が多いと思います。頭部MRIをとれば、ほぼ確実に脳梗塞は診断できます。このやり方を強く否定する気はありません。要はバランスの問題です。夜間救急外来のような人手の少ない時間に、時間をとっても完璧を求めるか、夜間はたとえ脳梗塞であっても対処できる体制だけとって、翌日まで様子見るかの問題です。現在の医療は完璧を求めるあまり過剰検査に傾いていると思います。

私は「ほどほどの医療」で行こう、と言いたくなります。症状を聞いて、身体診察をして、必要と思う検査を行う。緊急性が低いと判断したら、その時点で最も適切と思われる治療を開始する。私はそれでよいと思います。症状がよくなれば、救急での検査、治療は中止して、必要に応じて通常外来での検査を行う。症状がよくならなければ、次の精密検査を行い、より確定診断に近づく。そのような問題解決法でよいと思うのですが、いかがでしょうか。病院が通常のように開いていない、夜間や休日の救急の場でもすべてを解決してしまう必要はありません。

そもそも医師は、常に誤診しないかという不安と戦いながら仕事をしています。現在の急性期医療を行っている若手医師は、その不安を取り除くため、初回の段階で、検査を詰め込みます。しかし、その分、検査結果の説明がおろそかになってしまう傾向にあります。患者さんの方はたくさん検査をされて、結果説明はあまりしてくれないと不満を持ちます。医師側の言い分としては「大きな見落としをしていないのだから、よいではないか」ということでしょう。そのあたりのコミュニケーションがどうもあまりうまくいってないように思います。見落としをするよりましだと言われれば否定するのは難しいのですが、現在は、早期の段階から過剰な検査をしているように思えてなりません。

■ガイドライン中心の医療

実は検査にかぎらず、「医療はマニュアル通りにやるのが一番だ」という考え方は根強いものです。「ガイドライン」という言葉を聞いたことがあると思います。医療の「基準」を定めるものです。なぜこれが定められるかというと、医師が自分本位に勝手な治療をされたら困りますので、科学的根拠（エビデンス）に基づく医療（Evidence-Based Medicine）を行うため、各学会が、過去の論文をもとに疾患についての治療の基準を示しています。ちなみに、このガイドラインは「法律」とはちがいます。たとえば、医師法という法律があり、それを破ると私たちは法によって罰せられます。しかし、ガイドラインの方はあくまでも「基準」ですので、それを必ず遵守しなければならないわけではないのです。通常の患者さんについてはガイドラインに基づいた治療を行うことには私も賛成です。しかし、たとえば高齢で衰弱した患者さんには、私は必ずしもガイドライン通りの治療を行っていません。同じ疾患であると言っても、その患者さんの年齢や状態によって治療の仕方は当然、変わると思っています。

今の医学教育では、ガイドラインの遵守を原則に教えています。若い先生たちは、教育された通りガイドライン通りの治療を行おうとします。私が、「この人は高齢ですのでこれくらいの治療にしましょう」と個人の判断で提案すると、びっくりした顔をよくされます。「医師のさじ加減」という言葉は昔は普通に使われていたのですが、今はひとりよがりなまちがった治療というように解釈されています。30年前はそうではありませんでした。ガイドラインを参考にしつつも、それぞれの医師が個々の患者さんの事情に応じて対応を変えていました。一例をあげますと、発熱して衰弱した患者さんで、発熱の原因がよくわからない患者さんに抗生物質を使用するときは、血液培養を2セットとることがガイドラインに示されています。発熱の原因となっている原因菌をはっきりさせて、その菌に最も適した抗生物質に後から変更できるようにするためです。血液培養では1セットあたり15cc、2セットだと30ccの血液を抜くことが必要です。しかし、たとえば90歳の衰弱したおばあさんに、しかもその患者さんは咳をしていて、おそらく肺炎か気管支炎と考えられる患者さんから30ccもの血液をぬくことは正しいことでしょうか？ 救急外来で若手医師が、このような患者さんに、ごく自然に血液培養2セットの指示を出しているのをみて、疑問を感じざるを得ません。患者さんを大きな負荷から守るためにも、「さじ加減」を意識して、ガイドラインに固執しないことも現場では大切です。いつでも「ガイドライン通り」が正しいわけではないのです。

もっとも、自分があまり知らない疾患を治療するときは、私もガイドライン通りに治療をしています。知らない疾患に対して治療するときにガイドラインは非常に頼りになります。しかし、その疾患にしっかり精通した医師が、ガイドラインから少しはずれて治療しても、さじ加減を行っても許されると思うのですがいかがでしょうか。

ところが、近年医療裁判（民事）でも、ガイドライン通りに治療せずに亡くなった場合、医療者側が負けるケースが増えています。こうした場合には、おそらく、ガイドライン通りにしなかったことだけが原因ではなく、医師と患者の関係がよくなかったことが背景にあると思われるのですが、それでも、ガイドライン違反で敗訴という記事を見ると医療者は委縮してしまいます。そうした情勢を受けて、病院も勤務する医療者にガイドラインを遵守するように求めています。

しかし、ガイドラインを遵守することだけに徹すると、医師がものを考えなくなります。ガイドラインに合わせることだけ考えて、治療に工夫するところがなくなってきます。その結果として検査や治療が多くなり、医療費も高くなってしまいます。私は、今のガイドライン中心の医療に疑問をもっています。現場から見て違和感を覚えるというお話をしてきましたが、私がガイドライン中心のやり方が必ずしも正しいとは限らないと考える最大の理由は、ガイドラインが頼りにするエビデンスのもつバイアス（偏り）です。「科学的根拠」とされるエビデンスは、いつも正しさが確立されたものというわけではありません。偏った実験結果からエビデンスが生まれることもあるのです。この点について説明させてください。

エビデンス（科学的根拠）は実験をもとに生まれますが、いつでも科学的に正しいとは言えません。以下に述べる「ダブルブラインド試験」に合格した場合は、エビデンスとして有効であると私も思います。こちらをまず紹介します。「Aという治療とBという治療を比べてAという治療がより効果があった。そのためAという治療を採用する」というのがエビデンスです。そのエビデンスを出すためには、臨床試験を行います。最も理想的な臨床試験はダブルブラインド試験（二重盲検法）です。できるだけたくさんの患者さんを、臨床背景をあわせて、２つの群にわけます。そして、一つ目の群の患者さんにはAという治療を行い、二つ目の群の患者さんにはBという治療を行います。Aという治療が行われているのか、Bという治療が行われているのか、医療者にも患者さんにもわからないようにしておきます。臨床試験担当者だけが、どちらの治療が行われているかを知っているようにします。そして治療が終了してから、その患者さんへの治療の効果判定をします。効果判定が終わって初めて、その患者さんが治療Aをうけたか治療Bをうけたかを開示します。そうすると医療者側や患者さん側のバイアス（主に心理的な偏り）がかかることなく、治療Aと治療Bの効果を比較することができます。このような、ダブルブラインド試験は、バイアスが入ることが少なく信頼性が高いと言われています。たとえば、新型コロナウイルス感染症の治療薬の効果判定では、治療Aは本物の薬（実薬）、治療Bは偽物の薬（プラセボ）でダブルブラインド試験の方式で行われたので、かなり信憑性が高いといえます。このダブルブラインド試験に基づくエビデンスは信頼できます。

ただし、ダブルブラインド試験にできない臨床試験もあります。たとえば、手術と薬による治療の比較です。これは、患者さん側にも医療者側にも、どちらの治療が選択されたか明らかです。このような臨床試験では様々なバイアス（偏り）が入ります。手術を受けて痛い目にあったから、症状がよくなったと思いたい患者さん側のバイアスもあれば、手術が（薬に）勝ってほしいと思う医師が薬物治療を少し緩めてしまう医療者側のバイアスもあります。また、治療は日々進化しますので、臨床試験を行った時点より、手術も薬物治療も進化していき、過去に比較した「エビデンス」が意味をなさなくなってしまうこともあります。このようにバイアスのかかりやすいエビデンスも採用しながら、ガイドラインは作られます。このようなエビデンスの作られ方自体は仕方がないと思っています。私は、なにも「完璧なガイドラインを作りましょう」と言いたいのではありません。ただ、エビデンスはこうして作られているということを理解して、すべての患者さんにガイドラインが一律に適用できるのだとする信憑性は薄いといいたいのです。ガイドラインはけっして万全・万能ではないのです。

もう一つ、エビデンス（科学的根拠）についてよくある大きな誤解は、エビデンスがないから、その治療に意味がない、とは言えないことです。エビデンスがないことと、その治療に意味がないことはイコールではありません。たとえば、数日間下痢で衰弱して食事のとれない患者さんに点滴をする時、その点滴にビタミン剤を入れることにエビデンスはありません。なぜなら、そのような臨床試験を行っていないからです。では、実験で証明されていないからといって、ビタミン剤を入れることには意味がないでしょうか。そのようなことはなく、衰弱して数日間食事のとれていない患者さんには点滴にビタミンB1を入れます。これはエビデンス云々より常識というものだと思います。ビタミンB1に体を回復させる働きがあることは広く知られており、その作用機序もはっきりしています。副作用もありません。エビデンスがないからその治療をしないというのは、あまりに短絡的な思考かと思います。

私は、今あるガイドライン遵守の圧力は、医療者を委縮させ、工夫をさせなくしたり、逆に必要な治療がされなくなったりする弊害が多いと思います。ガイドライン通りにすべてをやろうと思うと、必要以上の検査や治療がなされ、医療費の増大につながることはくり返しお伝えしました。ガイドラインは治療方針を決定するうえで参考になりますが、すべての患者さんに必ず適切であるというわけではないと強く思います。今の研修医さんたちは、ガイドライン通り治療することを、当然のこととして教えられていますが、この教育はまちがいだと思います。医師はガイドラインを知ったうえで、個々の患者さんの生活背景や社会背景を考えながら、自分でものを考え、判断して、柔軟に治療方針を決めていく必要があると思います。

■心嚢穿刺事件

医療者が「まちがいを許さない、許容度の低い社会」を警戒するようになった背景には、2003年のある判決も影響しています。この判決に医師たちは驚き、これをきっかけに医師が萎縮し、自分の専門外の患者さんを見ようとしなくなりました。「心嚢穿刺事件」として知られるこの判決を紹介します。

交通事故にてみぞおちを強打した若年男性が午後4時47分に二次救急病院に搬送されました。二次救急病院とは、ざっくり「救急車を受け入れている病院」と考えていただいてよいと思います。その病院の外科の先生が救急対応をして、頭部CT検査、頭部、胸部、腹部のレントゲン撮影、血液検査などを行い、特に異常はなかったため一般病棟に入院となりました。しかし、午後7時ごろ患者さんの容態は急激に悪化して、午後8時頃に亡くなられました。経過としてはかなり急激な容態の変化だったようです。

死因は心タンポナーデでした。心タンポナーデとは外傷のため心臓が傷ついて、傷ついた部位から出血し、心臓と心臓を包む膜（心膜）の間に血液がたまり、その血液のため心臓が拡張できなくなり、血液を十分に駆出できなくなり、血圧が極端に下がる状態です。この患者さんのように、外傷などによる急性心タンポナーデは手早く処置しなければ命にかかわります。救命するためには、心臓エコー検査を実施して、心臓と心膜の間（この空間を心嚢と言います）に血液が貯留していることを確認した後に、心嚢を針で刺して（穿刺して）、溜まっていた血液を抜く必要があります。いかに素早く診断し、いかに素早く処置が出来るかが勝負です。

この男性のケースは、我々のような心臓専門医がその場に居合わせても、救命できたかどうかは自信がもてないケースです。循環器が専門でない、一般的な外科の先生が当直ならば、診断や処置が遅れることは仕方ないことだと思います。一審では、「医師側に責任なし」との判断でしたが、二審で逆転し、医師側の過失が認められ賠償金の支払いが命じられました。

この裁判は、心嚢穿刺事件として医療者側に衝撃をもって受け止められました。当時も今も、救急専門医がすべての二次救急病院に常駐しているわけではありませんし、まして毎日当直しているわけではありません。救急の現場では、内科や外科の医者が自分の専門とは別の患者さんを頑張って診ているわけです。この事故は、患者さんにとっては不幸な事故ですが、医療者側の責任を追求されたために、医療者はとても委縮しました。その後、救急指定を返上する病院が相次ぎ、救急病院でも受け入れを断る事案が相次ぐようになりました。それで、いわゆる「救急たらいまわし」が社会問題になりました。

厚生労働省はこの事態を重くみて、救急診療の保険点数をあげました。救急を利益のあがる科にしたのです。それにより、各病院も本腰をいれて救急に取りくむようになりました。大きな病院では、救急科が新しく作られ、救急専門医が常駐するようになりました。救急専門医が、若い医師を指導し、ガイドラインに基づいた救急医療が広まっていきました。自分の専門外の病気を、夜間に診察しなければならない救急は、医師にとってストレスのかかる仕事です。よくわからない、自信のない病気をみるときは、ガイドラインや検査が頼りになります。こう考えますと、救急に関しては、ガイドライン偏重になり、検査が過剰気味であることも、ある程度仕方がないと感じます。通常の外来と同じように受け入れる体制が整っていないからです。

実際に、中小の病院には救急専門医もおらず、若い医師も少なく、夜間当直でレントゲン技師や検査技師は泊まっていません。検査をするには、宅直の技師さんを自宅から呼び出す必要があります。こういう点で、大きな病院と中小の病院の間には、大きな救急格差というものが存在します。次章を先取りしてしまいますが、私は各病院がすべて救急を診る必要はないと思います。むしろ、救急は特定の病院に集めて、その病院に人とお金を集めたらよいと思います。その方が効率的に地域の全体を守れるでしょう。この考えが、次章のセーフティーネット病院の提案につながっています。

この「心嚢穿刺事件」を通して私が言いたいのは、ふたつのことです。一つは、現在までこのなりゆきとして、お金になりやすい救急医療を各病院が手がけるという方向に進んできましたが、これを見直すことが必要だろうという話です。これが次章の提案です。もう一つは、判決に見られるような医療者に過度な責任を求めるものの見方が、世の中一般に広まると、かえって医療はぎくしゃくしてうまく機能しなくなる、という現実を受け止めてほしいということです。これからは社会の許容度を上げ、寛容さを保つことが、めぐりめぐって患者さんにとっても負荷の少ない医療体制を守ることにつながると思います。私が「ほどほどの医療」と呼んでいる医療は、そういう柔軟さのある社会に支えられています。

■患者さん側も理解をお願いします

救急医療とは、夜間や休日の受け入れや、突発的な事故に遭った患者さんに処置をすることを言います。通常の外来のように、医療者側が整った体制で診られるわけではなく、限られたスタッフで、救急の患者さんを診なければなりません。そこで、患者さん側に是非お願いしたいことがあります。患者さんや家族の中には、一部ですが、夜間や休日でも、平日の昼間と同じレベルの医療ができるのが当たり前と考えている方がいます。「病気のことは、医者ならわかるでしょう」ということでしょうが、どんな病気でも診ることができるスーパーマンはそんなにたくさんいません。ほとんどの医者は、自分の専門をもちながら、救急業務をこなしています。

救急外来では

① 重篤な病気を見落とさないこと。

② 症状を軽減すること。

が大切だと思っていただけたら幸いです。それだけでも、専門外の人間にとっては荷が重いくらいです。本格的な診断や治療は、翌日の昼間に専門家が主治医になってから始まるのだと理解していただきたいです。夜間にぱっと治してしまうような処置ができない場合も多々あります。病院や医療者の側にも、ジレンマ（悩み、葛藤）があるのです。私の知り合いで、過去に虚血性腸炎という病気になった50代の女性がいます。その人が再び同じ症状で、夜間におなかが痛くなりました。その女性は、以前その病気で入院したことのある病院に、診てほしいと連絡しましたが断られました。当直医が消化器の専門ではないという理由でした。状況から考えると虚血性腸炎の再発でまずまちがいないでしょう。簡単な診察をして、点滴をして、痛み止めを打つだけで、その患者さんはかなり楽になったと思いますが、結局朝まで冷や汗を流しながら我慢して、朝に開業医さんを受診しました。結局、開業医さんのもとで、点滴して、痛み止めをもらってよくなったそうです。どうして同じことを病院はしてくれなかったのかと思われるでしょう。それは理不尽に見えます。でも、私は診察を断った病院の医師の気持ちもわからないではありません。

当直時間帯に、通常の時間帯と同じような医療をするように迫られるのは、つらいことです。夜間に、担当医に診断は何ですかと迫ってくる家族の方がおられますが、これは当直医を追い詰めます。患者さんのことが心配なのはよく理解いたしますが、夜間はわからないこと、できないことがあっても、ある程度は仕方ないと思っていただきたいです。問い詰められて、しんどい思いをするのがいやだから、「専門外の患者さんは断る」という悪循環になっています。質問をされたらどうしよう、という思い、夜間にたくさんの検査をして、自分を含め周りのスタッフを必要以上に疲れさせたくはない、という思いもあります。「救急時間帯は、通常時間帯に比べたら70点の医療で十分だ」ということを、国民的なコンセンサス（共通の認識）としてもっていただくことが、日本の救急医療を円滑に回すために必要だと思います。

夜間や休日は、まず第一に緊急を要する重篤な病気を見逃さない、そして患者さんの症状を軽減してもらう、この二つで十分だと思います。これをしてもらうだけでも、患者さんはかなり楽になります。患者さんやご家族に、それで納得していただければ、医師も今よりもずっとストレスなく救急診療を行えると思います。救急当直がいやで病院勤めを辞める医師はかなり多いのです。これは社会的資源の損失です。そして、そのことは回りまわって、人件費の増大（当直してくれる医師を高額で雇う）につながっています。社会と医療者の間に理解ある循環が生まれれば、ここにかかる人件費を下げることもできます。

もう一点、患者さん側にお願いしたいことがあります。ジェネリック医薬品を受け入れてほしいのです。ジェネリック医薬品は、本来の先発品（もともとあったお薬）と主成分は同じです。薬の形にするためには、主成分以外のものを混ぜる必要があるので、その副成分はちがいますが、お薬として効果のある主成分は同じです。例えば、先発品をジェネリックに変えて、患者さんの負担するお金が3000円から1500円に減ったとします。すると、公的保険組合の支払うお金は7000円から3500円に減ることになります。患者さん自身にも得だし、医療費をそれだけ抑えることができます。なんとなくいやだという理由でジェネリックを拒否される方が、1割から2割おられます。それをジェネリックにしていただけたら、それだけでかなりの医療費を節約することができます。

■医療者側に求められる工夫

救急医療においては、医療者側にももっと工夫が必要だと思います。まず、個人の医師の工夫としては、次のようなことです。説明の時に、「救急の場ですから、100点の治療はできない」と伝えたうえで、「緊急性が高いかどうかは今、判断します。緊急度が低いと判断すれば、苦痛の症状をとる対症療法を中心に行って、昼間に専門医の診察を待ちましょう。」とお話しするのがよいでしょう。私はこのように説明しているのですが、それで文句を言われた患者さんはいません。自分にはわからないと言うことをためらわないで、しかしここまではわかるということをはっきり伝えることが説明のコツだと思います。

病院としての工夫も必要だと思います。現在ほとんどの病院が土曜日と日曜日は休診で救急患者さんのみの受け付けになっています。つまり、金曜日の夜から、月曜日の朝までは救急の体制になっています。平日の診療能力を10とすれば、救急時間内の診療能力は1割から2割といったところです。でも病気の発症は土曜日も日曜日も待ってくれません。金曜日の夜にしんどくなって、月曜日まで我慢して、月曜日に受診される患者さんもたくさんおられます。せめて土曜日と日曜日の昼間の診療能力を4－5割程度までアップするため、たとえば土曜日、日曜日を働いて、平日に休むことを選択する医療者を募ってもよいのではないでしょうか。実は、私の所属する病院で、かつてそのような希望者を募ってみたのですが、希望者は0でした。子供が学校に行っているので、子供の休日に合わせたいというのが主な理由でした。今私は60歳で、子供はみんな独立しています。今の私は、土曜日と日曜日に働いて平日に休みをもらう方がありがたいです。高齢者や独身者を中心にシフトを組めば、土曜日、日曜日の昼間には日直医師をおく必要がなくなり、余裕をもちながら働けます。それに患者さんにも安心感を与えられると思うのですがいかがでしょうか。

■新型コロナウイルス感染症の経験

この原稿を書いている2023年5月に、新型コロナウイルス感染症は感染症の分類がⅡ類からⅤ類に引き下げられました。3年間にわたる新型コロナウイルス感染症との戦いは一段落しました。医療費について言えば、新型コロナウイルス対策に用いられた予算が2020年度だけで77兆円という膨大な額でした。もちろん、純粋に医療に投じられた額はずっと少ないと思いますが、それでも何十兆円という超大規模災害なみのお金がつぎこまれました。

新型コロナウイルス感染症は、私たち医療者にとっては強烈なチャレンジでした。まず、患者さんから自分が感染する可能性が十分あります。診療によって、直接的に自分の健康被害につながるという経験は、私たちの世代では今までありませんでした。私のいた病院も、かなり早期の段階で中等症までの患者さんを20数名引き受けることに決めました。受け入れの準備は大変でした。まず、情報を集めることが必要でした。保健所を通じた情報、マスコミを通じた情報もありましたが、結局一番役立ったのは、すでにコロナの治療を行っていた病院で働いている、個人的に知り合いのドクターからの生の情報でした。

試行錯誤しながら、病院では、コロナ患者の受け入れ態勢を決めました。まず、レッドゾーンと呼ばれる、患者さんを隔離するスペースを作り、そのスペースに感染した患者さんに入院してもらいました。治療の手段は限られており、抗ウイルス薬の点滴、免疫の暴走を抑える薬、それと酸素でした。80～90%の患者さんはこの治療でよくなりましたが、10～20%の患者さんは血液中の酸素が改善せず、人工呼吸やエクモが必要になりました。高齢の患者さんには、家族と相談して、人工呼吸やエクモを行わず、そのままお看取りすることにしました。70歳以下の患者さんは転院したうえで、人工呼吸やエクモを行い、70歳以下の方はほとんどよくなって帰ってこられました。これは侵襲的治療の有効な使い方であったと思います。

今回の新型コロナウイルス感染症の経験の中で特に貴重な実践だったと思うことは、自治体の主導があったことです。自治体の主導で、感染症用のベッドを確保し、重症用のベッドも確保し、入院中に重症化した患者さんの移動もなされました。私の病院は大阪府にあったので、患者さんの数も非常に多かったのですが、大阪府の設置したフォローアップセンターが入院の病院の決定や、重症患者さんの転院を一元的に管理していました。大阪府では2021年3月から5月の第4波はかなり悲惨な状況になりました。医療崩壊をしていたと思います。私の勤めていた病院も満床で、予備ベッドまで埋まる状況が続きました。自宅で亡くなった方もおられたし、救急車を呼んでも引き受けてくれる病院がないケースもありました。救急車内で亡くなった方もおられました。それでも現場の人間は頑張りました。大阪府のフォローアップセンターの方々も相当に頑張ったと思います。自治体の主導で、第4波を乗り切ったのは少なくとも大阪府にとっては貴重な経験でした。その後、オミクロン株に変わり、患者さんの数が爆発的に増えてからは、フォローアップセンターが一元的に管理する機能もかなり麻痺してしまいましたが、それでもこの経験は貴重です。たしかに、補助金というニンジンを鼻先にぶら下げられてのことですが、各病院も自治体の指揮下に入り、協力体制を組みました。自治体も保健所も患者さんの診療にあたった病院も、一致団結して本当によく頑張ったと思います。この体制と頑張りだけが原因ではないにしても、日本の死者は欧米に比べて極端に低率に抑えることができました。

このように地方自治体が主導して今回のコロナ危機を乗り切ったことは高く評価してよいし、もっとよく知られてよいと思います。近隣の病院が競争相手ではなく、協力病院として手を組む。それは、独立採算の病院にとって非日常の経験でしたが、よい教訓でした。次章でくわしく述べますが、私は、今回のコロナ危機における「地方自治体が主導する地域医療」というやり方は、今後に来るであろう日本の医療危機の解決のモデルになると思っています。

■医療におけるセーフティネットを守ろう

地域医療は、24時間365日、どのようなことが起きても、ある程度のレベルの医療ができるように備えておく必要があります。病気は突然やってきます。昨日まで元気だった人が、今日急に胸が痛くなることがあります。ある程度の医療はいつも受けられることを「医療におけるセーフティネット」と言います。セーフティネットという言葉は、今後本書のキーワードになりますので少しくわしく説明しておきます。セーフティネットは日本語では「安全網」と訳されます。あらかじめ予想される危険や損害に備えて、被害の回避や最小限化を図る目的で準備される制度や仕組みです。医療におけるセーフティネットとは、突然の病気や事故に対して、どんな時でもある程度の治療を保障することです。その「ある程度」がどこまでかというのはとても難しい問題ですが、肺炎の患者さんを例にとれば、酸素、抗生物質、点滴、解熱剤といった治療がセーフティネットにあたると思います。今なら、もう少し高度な医療である非侵襲的陽圧換気や人工呼吸などの機械を使った治療までセーフティネットに入るかもしれません。そのあたりの線の引き方は、時代や状況に合わせて考えたらよいでしょう。

本来、市立病院や県立病院といった自治体病院が、セーフティネットの中心的役割を担っていました。市民が悪くなれば飛び込む病院、そこでは100点満点の医療はできないかもしれませんが、ほとんどの疾患に対して合格点（80点）の医療を受けることができる、その安心感を与えてくれる病院という存在であったと思います。そして日本では、自治体病院の役割を、公的資金またはそれに近い機関によって経営されている病院（厚生年金病院、健康保険病院、赤十字病院など）が補完する役割を担っていました。これらの病院を合わせて「公的病院」と言います。この公的病院が、医療のセーフティネット機能を果たしてきましたが、今それが崩れてきています。その理由は2つあると思います。

1つ目の理由は、自治体病院でも黒字化を求められるようになったことです。以前は、「自治体病院はその地方の社会福祉の一環であり、赤字でも仕方ない」という雰囲気がありました。「赤字でもいいから、いざという時はちゃんと診てね」という感覚です。そして、赤字分は市民や県民の税金から補われました。しかし、それがだんだん厳しくなってきました。税金の無駄使いは許されないという風潮が高まり、自治体病院の赤字を税金で補填することに市民から厳しい目が向けられるようになりました。そのため、自治体病院も収益の改善を考える必要に迫られました。さきほども日本の診療報酬制度で説明しました通り、収益の改善のための効率的な方法は、診療点数の高い手術や手技に特化し、診療点数の低い疾患は断ることです。現在、都市部の自治体病院は、高度な治療を行う専門性の高い病院になっています。都市部では、むしろ私立病院がセーフティネットの役割を担っていることが多くなっています。一方で地方の場合は、自治体病院しか大きな病院がない場合が多く、そのような病院では、まだ自治体病院にセーフティネット機能が残っています。病院に黒字化を強く求めることは、セーフティネット機能を損なうことにつながりやすいのです。

2つ目の理由は、自治体病院では、公務員としての働き方の選択肢が少ないことです。さきにも述べましたように、ほとんどの公的病院で夜間や休日は、日当直体制となっており、ごくわずかな人間で仕事が回されています。一方、社会の許容度が低くなっており、専門外の疾患の小さなミスも許されなくなっています。その結果、日当直をしているわずかな人員に高いプレッシャーがかかります。そのため、自分の専門でない疾患は断るという傾向が強くなりました。働き方を変えて、休日に配置する人を増やす、当直者は翌日の役割を免除するといった改革を行い、休日に働く人数を増やし、休日に働く人の負担を軽くする工夫が必要だと思います。折しも、2024年から勤務医の働き方改革が義務化されます。単に働く時間を減らすだけでなく、多様な働き方を認め、たとえば土日を含めて週に4日間程度働く人がいてくれたら、病院はとても回りやすくなると思います。金曜日から月曜日まで働いてくれる人が3割ほどいてくれれば、月曜日から金曜日まで働く人と患者さんの引き渡しをしながら、無理なく診療を回すことができます。月曜日から金曜日まで働く先生に、週2回の休みを保証することもできます。私立病院はその点、土曜日も通常診療を行っていることが多く、働き方に関しても柔軟性があるように思います。セーフティネット機能をよりよく保つには、硬直した考えやシステムをほどき、柔軟な仕組み作りをすることが鍵になります。現状、多くの医師は激務、ないしきつい働き方をしていると思いますが、「ほどほどの働き方」という選択肢もあってよいかもしれません。

セーフティネットを守る方法は、地域ごとによって違うと思います。必ずしも、これまでのように自治体病院が中心にならなければならない、ということはありません。私立病院が中心になって、それでしっかりとセーフティネットが守られていたら問題はありません。現在は、需要と供給の関係によりある程度バランスがとれていると思いますが、自然に任せておくと、エアポケット（空白地帯）のように、セーフティーネットが守れなくなっている地域が出てきます。次章でくわしく述べますが、私は、地方自治体に権限と責任をもたせて、医療におけるセーフティネットの構築をさせるのがよいと考えています。その原体験となったコロナ危機についてはお話しした通りです。たとえば、少子化対策や移住策では、各自治体がいろいろ工夫して、子供のいる家族に住んでもらおうと取り組んでいます。医療も同じように促せば、各自治体は工夫を凝らして医療のセーフティネットの提供に力を入れるのではないかと思います。

■「ほどほど」という感覚をもとう

この章では医療費が際限なく増える原因として、特に日本の制度やメンタリティについて説明しました。しかし、現場や当事者の話を通じてお伝えしたように、ほとんどの人が、真面目に考えて行動した結果としてこのようになっています。かつてはうまく回っていた制度についても、日本が経済成長を続け、ＧＤＰもあがり、子供もたくさん生まれているならばこれでよいと思います。しかし、現実はぎくしゃくし、持続不可能に向かっています。日本人らしい生真面目さ、できるだけ誤りを避けようとする心がけ、高齢の人に一日でも長く生きてもらおうとする一途な気持ちはいずれも尊いものです。ただし、結果として持続できない事態を招いていることも認めなければなりません。

世論という意味では、マスコミを中心とするバッシングの影響も甚大です。「赤字病院はさぼっているからけしからん」「医療過誤はあってはならない」「医療事故があれば徹底的にたたく」という姿勢も、すべて正義感からきているのだと思いますが、結果的にはいい方向に行っていないと非常に残念に思っています。よく「赤字病院はけしからん」（経営努力が足りない）と言われますが、今の医療制度では、利益が出やすい分野と出にくい分野があります。赤字がダメと言われたら、病院は利益が出にくい分野をカットするようになります。それがセーフティネットの崩壊につながってしまうのです。

「医療事故を徹底的にたたく」という姿勢も問題だと思います。そのために病院側は、見落としてはならないと、検査漬けになってしまいます。医療人は基本的には真面目です。プレッシャーをかけなくても、大部分の人は悪徳なことはしません。ただ、医療人も人間ですからまちがいもあります。疲れるとミスもします。その人たちの人格もへし折ってしまうようなバッシングは避けていただきたいと思います。

高度で高額な治療法は、どんどん発達しており、今のところ進歩にはかぎりがありません。そのことを否定するのではありませんが、そのような治療法を衰弱した高齢者にも適用することは問題です。高齢で衰弱されている方ならば、「酸素と点滴の治療にしましょうね、苦しみが強くなれば苦しみを和らげる治療をしましょうね」という考え方は大切です。欧米人はチャレンジという言葉が好きなので、医療でもそういう精神を貫いているのかと私は思っていました。どんな欧米人も高度な治療にチャレンジしているのかと想像していましたが、現地を視察した人に聞くと、実は高齢で衰弱した患者さんはケアハウスのような施設で静かに看取っていることが多いようです。それは現実的なバランス感覚のなせるわざかもしれません。

私たち日本人は、高齢者を大切にするという東洋的な美意識をもっています。それはとても素晴らしい一面だと思います。しかし、現代では、「高齢者を大切にする＝一日でも長く生きてもらえるように、最大の努力をする」というイコールになっていると思います。ここで「ほどほどの医療でいきましょう」と言えば不真面目だと怒る人がいるかもしれません。しかし、今こそ、このことを一生懸命に考える時が来ていると思います。思えば、「中庸」は東洋の思想ですし、「和」は日本の精神です。今、医療でもそういった感覚を取り戻すことが大切ではないでしょうか。「ほどほどにしておこうね。」

医療費をより上昇させるメカニズム

日本の医療制度の問題点

・病院は独立採算であり、黒字化を求められる
・診療報酬は、公定価格であり、安い治療と高い治療がある
・病院の経営のためには、高い治療をたくさんすることが求められる
・高額療養費制度で助けられるため、患者さんは高い医療を受けやすい
・必要以上に高い医療が行われる傾向にある

許容度が低下した日本社会

・夜間救急でも昼間と同じレベルの医療を求められる
・社会の目は、医療過誤にとても厳しい
・自衛のため、医師は過剰な検査を行うようになっている
・夜間は専門外の疾患の受け入れを断るようになっている

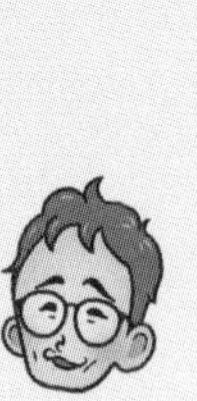

日本の医療は、高い医療費をかけながらも、セーフティネットを守れなくなっている。制度の見直しと寛容さの取り戻しが必要。

第6章　「家庭医」と「セーフティネット病院」の創設を提案します

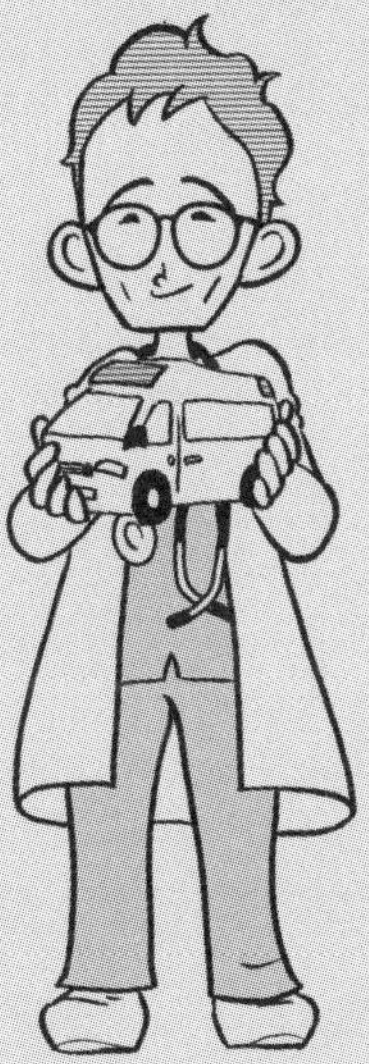

第5章まで「日本の医療はこのままでは持続不可能である」と述べてきました。それでは、どのような解決策が考えられるでしょうか？　本章では「家庭医」と「セーフティネット病院」（私の造語）のふたつの制度の創設を提案します。もともと日本の医療保険は公的なのだから（皆保険制度）、医療機関ももっと公的な性格を強くすることでバランスがとれると考えます。現在の日本の医療機関は、私的な医療法人が主流です。私的な医療法人は、各法人が独立採算なので、収益を上げようとお互いに競争します。また、前章までに述べたように公的医療機関も、独立採算を求められるようになり、収益性を考慮せざるを得なくなっています。収益をあげるためには、収入を多くするか、支出を少なくするかです。医療機関の収入と言えば、医療を行うことの収入ですから、そのお金の出どころ（ファイナンス）の主体は公的保険組合と公費です。ここに、ジレンマがあります。医療機関が収益を伸ばそうとすれば、医療費が増え、回りまわって、国民の健康保険料や税金負担（もしくは国債の残高）が増えてきます。

私は、公的な医療保険に国民が原則全員加入しているという、現在の皆保険制度は素晴らしい制度だと思うので、ぜひ残したいと考えます。ただ、今のしくみのままでは、過剰な検査や不必要に高額な治療がおこなわれるのは避けられません（5章までの結論）。ですから、地方自治体と連携しながら、地域の病院と医師が、より効率的で公平なサービスを提供することが望ましいと考えます。今後、財政的にも人的にも余裕のない環境で、医療を持続させるポイントは、

「効率的」かつ「公平」です。少なくとも、日常の医療がそうならなければ、保険料が上がり続けます。これでは、持続不可能です。なお、日常でない医療、つまり高額で特別な治療法については、次章で述べます。

さて、理念的には右のように言えても、実際にどのような制度がいいのかは難しいところです。私は思い切って、日常の医療を、次の3つの柱で支える仕組みはどうかと提案します。家庭医、セーフティネット病院、慢性期病院の3つの枠組みです。

健康寿命を伸ばすことを主眼にすべき。そのためには家庭医の存在が必要だ。

健康寿命とは「健康上の問題で日常生活が制限されることなく生活できる期間」と定義されています。簡単に言えば、人の手を借りずに、日常生活をおくることができる状態です。今、日本では健康寿命と平均寿命の差が男性で9年、女性で12年あると言われています。その間は「健康」ではいられない期間であり、病気や不調を抱えて、看病や介護が必要になるということです。そのため、健康寿命をできるだけ長くすることは、本人にとっても周りの人にとっても大きな願いです。ここからは、ただの「寿命」(平均寿命など)ではなく、「健康寿命」に焦点を当てて話を進めます。

健康寿命を伸ばすには、いつでも相談できる同じ医師がいた方がよいでしょう。長い期間に渡って、一人の医師が一人の患者さんを診るのがベストです。なぜかというと、健康寿命は日常の生活習慣と深く結びついているからです。健康寿命を損なう原因は、循環器疾患（脳卒中と心疾患）、認知症、衰弱、骨折、転倒、関節疾患が多くを占めており、全体の３／４を占めています。これらの疾患は、遺伝的要因よりも後天的要因（生活習慣など）の影響が圧倒的に大きいものばかりです。健康寿命を伸ばすためには、高血圧症、糖尿病、高脂血症、喫煙、過量飲酒、骨粗鬆症などについて、継続的に指導や治療を受けることが重要です。そこで、私が提案するのが「家庭医」制度です。家庭医がいれば、同じ医師に一貫した指導や治療を受けることを望めます。しかし現在の日本の制度では、これは難しいことです。

実際に、現状、日本では健康診断が活かしきれていません。お勤めの方は勤め先で促されたり、年金生活であれば自治体から案内が来て、一年に一度は健康診断を受ける人も多いでしょう。しかし、せっかく健診で治療した方がよい状態であることを指摘されていても、適切な指導がされずに、大きな病気になるまで放置されていることがとても多いです。その原因は、日本の健診が検査のやりっぱなしになっており、健診結果がコンピューターが打ち出した言葉だけで送られてくることにあると思います。私も時々、患者さんから健診結果を見せてもらうのですが、数値だけ見せられても、きっと患者さんは迷ってしまうだろうと思います。ふだんから相談する医師が決まっており、その医師に相談するという仕組みができていれば、個人的な事情も込みで適切な指導を受けやすいでしょう。今、「かかりつけ医」（自宅のそばで、いつもかかる医師のこと。日常生活への助言や指導をおこなえる）がいる人はそれでもよいと思います。しかし、現行の日本の医療制度は次に述べる「フリーアクセス制度」になっているため、一人のかかりつけ医をもつというのは一般的ではありません。フリーアクセス制度のもとでは、誰に相談してもよいのですが、逆に言うと誰に相談したらよいのか困る状態を生み出してしまっています。

■フリーアクセス制度は果たして良い制度でしょうか？

日本では医療について「フリーアクセス制度」をとっており、患者さんが希望すれば日本全国のすべての医療機関を受診することが可能です。フリーアクセスとは、患者さんは日本中のどの大病院でも、専門医のいる病院でも、近所の町医者でも、受診してよいというシステムです。ただ、実際には第4章でも述べたとおり、経済的な制約があります。つまり、現在では200床以上の急性期病院を紹介状なしで受診すると、選定療養費として7000円以上の追加費用が必要になることです。そのために、いきなり大きな病院を受診することには強い制限がかかるようになりました。それならば、「紹介状」をもらうため、まずは近くの小さな病院や開業医の先生を受診するという選択になります。政府は「かかりつけ医をもって、かかりつけ医に相談しましょう」と推奨していますが、かかりつけ医として、ふだんから相談できる医者を持っている人は多くないかもしれません。現実に40代、50代の元気な方々が、健康診断や検診で異常を指摘された時に、すぐに相談できる医者がいるでしょうか？ほとんどの人がかかりつけ医を持っていないのが現状ではないでしょうか？

その人たちが、たとえば、検診で高血圧を指摘されたときにとる行動は次のふたつの選択肢となります。1つは、インターネットや口コミで、開業医の先生の評判を聞いて、開業医の先生または200床未満の病院を受診する選択です。もう1つは、今は症状がないから放置するという選択です。実際には、後者の放置する患者さんが多いのが現状だと思います。実は、「フリーアクセス制度」という一見患者さんにとって優しい制度は、実際のところ、患者さんにとっては「どこを受診したらよいかわからない」という皮肉な状況を生み出しています。

もっとも、患者さんの住まいが農村部で、1つの集落に1件しか医療機関がないときは逆に迷う必要はありません。その医療機関を受診するしかなく、そこの医師もその集落の住人の健康を管理するのは自分だという意識を持って、誠実に相談にのってくれるでしょう。しかし、都市部ではかえって迷いが生じます。開業医の先生にも「かかりつけ医」という意識が少なく、自分の専門性を出していきます。「内科」「小児科」「耳鼻咽喉科」「皮膚科」などの看板がかけられています。これは、実際に聞いた話ですが、患者さんが内科の病気のことで、内科の開業医の先生に相談したのに、自分は専門外だから別の先生に相談してくださいと言われて、しかも別の先生を紹介もしてくれなかったそうです。というのは、同じ内科でも、大きな病院では、腹部は消化器内科、心臓は循環器内科という別の診療科で診療しています。都会の開業医の先生も、そのような専門性の意識が強く、同じ内科領域でも、自分の専門ではないから断るということが起きます。そうすると、健診で異常を指摘されながらも、結局はしっかりと治療を受けることなく放置されるケースがあとをたちません。最終的に、心筋梗塞や脳梗塞という重大な病気がおこって、わたしたちの病院に救急車で運ばれてくるという残念な例をたくさん見てきました。健康診断やがん検診などの後に、適切な受診や生活指導がおこなわれれば、防げたはずの病気があります。

こうした現状を見ていると、私は、そもそも医療の全体について変更が必要だと思います。病気や怪我、体の不調で困っている人には「とにかくここに相談に行きましょう」という医者が必要だと考えます。言ってみれば、医療の「ワンストップ窓口」(一箇所で、なんでも相談できるところ)が必要であり、それが私の提案する「家庭医」なのです。私は「家庭医制度」を全国的に導入し、それに伴って「フリーアクセス制度」はやめるべきだと思います。医療への水先案内人としての家庭医がいる方が、患者さんも安心ですし、医療の全体が効率化されます。

結果、医療費を減らすこともできるでしょう。

ここで、「家庭医」と「かかりつけ医」のちがいをはっきり説明いたします。かかりつけ医というのはあくまで、現実に起こっている病気、たとえば高血圧症や糖尿病の治療をしてもらっている医院です。かかりつけ医が一つである場合もあれば、その人が持っている疾患の数によっては複数のかかりつけ医がいる場合もあります。また、ふだん病気がなくても風邪をひいた時に受診する医院が決まっている人は、そこがかかりつけ医になります。自分が風邪などの病気になっても、どこを受診するか決めていない、わからないという場合は「かかりつけ医がいない」場合です。それに対して、家庭医というのは、一人の患者さんに対して一つの医院があらかじめ決まっています。私はイギリスの家庭医制度をおおいに参考にしています。「家庭医」(ホームドクター)制度という名前の通り、一つの家庭に一つの医院が割り当てられます。このイギリスのように、家族全員が同じ家庭医にしなくてもよいと思うのですが、少なくとも一人の患者さん(病気を持っていてもいなくても)が、あらかじめ自分の家庭医はこの医院と登録しておくというのが、私が今の日本に提案する家庭医制度です。

■「フリーアクセス」制度ではなく「家庭医」制度が必要だ

現在の日本のようにフリーアクセス制度を取っていると、患者さんの状態を全体として把握することができません。日本の医療制度では開業医の先生が、自分の得意とする診療科を標榜《ひょうぼう》することができます（自由開業制）。たとえば内科、小児科、皮膚科を看板に掲げている医院を目にされることは多いと思います。複数の科を標榜することもできます。このように専門の診療科が掲げられると、患者さんは自分の症状に応じて、複数の開業医の先生を受診されるケースがとても多くなります。たとえば、高血圧はA医院、胃潰瘍はB医院といった具合です。私は急性期病院で長く外来をしていましたが、救急受診した患者さんが複数の医療機関を通院していて、本当にたくさんのお薬を処方されていることに驚くことが多くあります。複数の医療機関から重複した検査がされて、無駄になっていることもあります。また、お薬についても、その患者さんの他の疾患には好ましくないお薬が処方されていることも珍しくなく、総合して見るとよくない処方になることもあります。こういうことが起こるのも、その患者さんの全体を見る「家庭医」がいないからです。全体を知っているのは患者さん本人だけという状態です。これではご本人も不安になるかもしれませんし、お薬を合わせて飲む上での危険もあります。フリーアクセス制度は、相性の合わない医師を避けられる、また、患者さんが好きな医療機関を受診できるという満足感を与えてくれますが、実際上の医学上のメリットはないと考えます。

イギリスでは家庭医制度がとられています。家庭医制度は、上のデメリットをなくし、患者さんの全体を一人の医師が把握するのにぴったりです。イギリスの国民は自分の家庭医を選んで、その家庭医に登録します。そして、その家庭医にすべての健康問題を相談して、アドバイスを受けたり、治療を受けたり、他の医師を紹介してもらったりします。つまり、家庭医がその患者さんにとって「医療の水先案内人」の役割を行っています。さきほど、健診で高血圧を指摘された患者さんが受診先に困り、結局放置してしまうことが多いと述べましたが、家庭医が決まっていれば誰に相談するか迷うことはありません。どんなことであれ、困ったらまず家庭医に相談すればよいのです。その後で、家庭医がじかにみる場合と、ほかの病院へ紹介する場合があります。日本で言えば、紹介状を書いてもらって専門の病院や大病院に移るケースに当たります。たしかに、日本に比べてイギリスは一見、選択肢が少ないように見えますが、「受診先に迷わない」というメリットがあります。

もう一つ、お薬の処方について家庭医が全体の調整を担えることも大きなメリットです。家庭医から紹介を受けて、いろんな医療機関を受診した後も、お薬の整理は家庭医の先生がしてくれます。薬の整理ということは、医師の私から見るととても大切な役割です。日本では、いろんな医療機関が自分が担当した疾患に対して必要と考えるお薬を出しますが、総合的な判断に欠けていることがとても多くあると感じます。最終的にはこの患者さんに必要な薬はどれかということを判断する医師が絶対に必要だと考えます。その役割を家庭医の先生にしてもらい、家庭医の先生から一括して処方をしてもらうのが一番よいでしょう。

もし、日本も家庭医制度になったら、家庭医を起点にしてより大きな病院を受診し、往復するようになります。患者さんの状態が悪くなったときは、家庭医の先生の判断で、病院を受診して、病院で検査を受け、必要によっては入院して治療を受ける。退院した後は、専門性の高い外来診療が必要な患者さんは病院の外来を通院し、その他の患者さんはまた家庭医に戻って外来診療をうける。この仕組みの方がとてもスムーズのように思いますが、いかがでしょうか？実は地方においては、最初に受診できる医療機関も限られるため、すでにそのような仕組みになっています。かかりつけ医の先生に2週間から4週間に一度通院して、お話を聞いてもらい、お薬を出してもらう。介護が必要な方は介護保険意見書をはじめ、もろもろの公的意見書を書いてもらう。すでに、イギリスの家庭医に近い状態が実現しています。しかし、専門医志向の強い都市部の患者さんは自分の症状に応じて医師を変える傾向にあります。ふだんは高血圧の治療で内科の先生の診察を受けていても、お腹の問題が出てくれば消化器科の先生を受診され、それぞれの医院からお薬をもらっているということはまれではありません。

では、開業医の先生は、複数の医療機関を受診する患者さんについてどのように思っているのでしょうか？ここで、診療報酬制度が影響してきます。外来では、診療報酬が出来高払いになっているため、自分のところに患者さんが来られているかぎり、経済的な損失はないため、複数の医療機関を受診されることを黙認されているように思います。むしろ、自分に関係のある分野にだけ責任を持てばよいので、楽だという側面もあるでしょう。こうしたフリーアクセス制度のもとでは、複数の医療機関が関与しながらも、誰がかかりつけ医なのかあいまいなまま、重大な病気を発症するまで経過しているということがとても多いように思います。これは患者さんにとって、けっしてよいことではありません。日本全体の医療にとっても、複数の医療機関で同様の検査がされ、同様の薬が処方されていることは、医療費が増大する一因になっています。これらは不要な検査ですし、不要な薬です。たとえば、血液検査は重複してなされやすいです。血液検査の項目は、かかっている病気によって大きく変わるものではないので、病院間で結果を共有できるとよいのです。しかし、今は共有の仕組みがありません。病気の経過を見るうえで、定期的な検査はどうしても必要ですから、現状では複数のかかりつけ医で重複して、同じ検査をしていることが多いです。便秘の薬や、睡眠導入剤などが重複して出されることもあります。ほかにも、整形外科でよく処方される痛み止めは、心臓や腎臓に悪いことが多く、胃潰瘍の原因になります。そのため、心不全でかかっている方が、腰痛で整形外科を受診して、そこで痛み止めを処方され、心不全や腎機能が悪化したということも、よく起きています。これらの例は、かかりつけ医が複数いることにより、無駄が増える面やかえって悪いことが起こる面も示しています。これらはどれもフリーアクセス制度の大きなデメリットです。

現在、日本の都市部では医師も患者さんも専門医志向になっており、「総合的に診る／診てもらう」という考え方が欠けています。人は各臓器という部品で組み立てられたロボットとはちがいます。各臓器がお互いに連携し、助け合いながら、生命の維持のため懸命に自転車操業をしているのです。自転車操業というと、ネガティブに聞こえるかもしれません。しかし、実際のところ、各臓器にはそれほど余裕はないのです。各臓器がそれほど余分を持てない分、臓器同士が有機的につながり、協力し合うことによって生命を維持しています。そのため、複数の問題をもった患者さんを治療する場合、今何が大事かということを総合判断するということがとても大切です。その時、もちろん、各臓器の状態については専門家からアドバイスを得る必要があります。しかし、その患者さんのことを一番良く知っている家庭医が、最終的に総合判断するという仕組みが最もよいのではないでしょうか。

少し余談になりますが、入院患者さんについても今、一人の入院患者さんを総合的に診ようという動きが見られます。アメリカ発で日本にも広まってきました。もともとは１９９０年代半ばに米国で誕生した新しい勤務医の働き方です。「ホスピタリスト」という入院した患者さんを担当する専門の医師が生まれました。通常は、入院した患者さんの疾患に関連した専門医が主治医になります。しかし、高齢の患者さんが増え、いろんな科にまたがる患者さんが増えてきたことにより、一人の専門医で対処することが難しくなってきました。そのため複数の専門医が、一人の患者さんに関与することが増えるのですが、各専門医は自分の関連する臓器だけを診て、その患者さん全体を診る能力に欠ける傾向にあります。そのため、入院主治医は、総合的に患者さんを診るトレーニングを受けたホスピタリストが行うようになりました。ホスピタリストが各専門家と相談しながら治療を進めていくというやり方です。日本にあてはめると、総合内科専門医がホスピタリストに適合する資格であると思います。米国では現在5万人を超えるホスピタリストがいて、これは医師の専門領域としては3番目に多くなっています。日本では、まだ少数派ですが、家庭医の入院版とも言えるホスピタリストも将来非常に有望な入院治療の担い手になっていくと考えます。

■家庭医制度の概要

日本に家庭医制度を導入することがよいと提案しました。では、実際に家庭医制度を作っていくとしたら、具体的にはなにがハードルや要点になるでしょうか。

もう一度、概要をまとめます。国民が開業医の先生から家庭医を選んで登録します。人口あたり適切な家庭医を確保することを地方自治体（都道府県や市町村）の役割とします。その人に健康問題がおきた時は、登録した家庭医をまず受診します。その家庭医で判断ができるときはその家庭医のもとで治療が始まります。判断が難しいときは、その家庭医から紹介状をもらって、病院または他の医院を受診します。その医療機関で治療が始められますが、落ち着いた段階で、もとの家庭医に再紹介され、もとの家庭医からすべてのお薬が処方されます。その後も、定期的に専門医を受診して、投薬の見直しについてアドバイスを求めながら、やはり最終的には家庭医が投薬を決めます。このように、最終的にはお薬をもらうところは1か所にしておくのです。患者さんが、その家庭医に不満がある時は、自由に別の家庭医に登録を変更することができるようにしておきます。このようにすれば、お薬の重複、検査の重複は避けることができ、一人の家庭医が責任をもって、自分の担当した患者さんの治療にあたることができます。

家庭医制度にはメリットも多いのですが、デメリットもあります。はたして、家庭医の先生に、その患者さんをマネジメントする能力があるかどうか。つまり、診断や紹介、投薬をめぐるコミュニケーションを丁寧に取りながら、薬の管理や飲み方の指示など、患者さんの医療全体に関わる能力があるかどうかです。また、家庭医の報酬はどのようにして決めるのか。ここは出来高の診療報酬体系から変えていく必要のあるところです。過剰な検査や治療が行われないような、お金の出し方を検討することになるでしょう。さらに、現状では都市部の患者さんに専門医信仰が強く、その中でフリーアクセス制度を廃止して、家庭医制度を根付かせられるのか。制度の変更がスムーズに行くのか。これらの点が懸念材料としてあります。どれも、すぐに答えが出せるものではありません。

制度変更のハードルとしては、開業医の先生が家庭医になるためのトレーニングが必要ということもあります。残念ながら、現在の開業医の先生がすべて「総合的に診て判断する」というトレーニングを受けているわけではありません。医師になって、ずっと大病院で専門医を続けていて、ある日突然、個人で開業されるケースが多いのが現状です。ですから、家庭医の制度が根付くためには、開業医の先生が総合的に患者さんを診るトレーニングを受けることが必要だと思います。

このように、たしかに問題はたくさんあります。おそらく、医師会としては反対される可能性が高いと思います。家庭医になることで、開業医の先生の負担が増えるでしょうし、収入は不安定になる可能性が高いからです。医療の分野にかぎらず、日本社会では今ある制度を変更することはとても難しいです。しかし、一度制度ができてしまえば、意外にうまく日本人にマッチするのではないかと思います。現場の医師、開業医の先生方と付き合っていると、多くの人は医療に熱心で、必要なことは勉強しようとされています。そのために講演会にも出席されて、熱心に質問されています。患者さんによいことならば、一生懸命努力しようとされています。私は家庭医の制度が現実に導入されたら、現在の内科開業医のほとんどの方は家庭医になられると思います。

とはいえ、皮膚科や眼科の開業医の先生が家庭医になるのは難しいかもしれません。それでも、専門性のある開業医として、家庭医の先生から紹介を受けて診療をしていくことは十分に可能ではないでしょうか。紹介先の専門医になるわけです。

少し話が飛んで恐縮ですが、医療関係者の熱意について言えば、新型コロナウイルス感染症に対して、現場の医師たち、医療関係者たちは懸命に対応しました。私は大阪にいましたが、大阪府のフォローアップセンターも頑張りました。たぶん不眠不休であったと推察します。しかし、オミクロン株になって、感染者数が爆発的に増えて、フォローアップセンターだけでは手が回らなくなりました。しかし、途中からは、開業医、急性期病院の医師、アフターコロナの病院の医師（コロナ感染の後遺症をみる医師）の連携が自然にできました。こうした各医療機関の協力と連携により、乗り切ることができました。100点とは言えませんが、日本のコロナ対応は、結果的には世界的にみてかなり高い点数をつけられるのではと思います。なかなか変わることができないのが日本の欠点だと思いますが、危機になればかなり瞬時に変わることができ、連携できるのが日本人の強みだと私は信じています。

若い先生方も、家庭医（現状では「総合診療医」が家庭医に一番近い存在です）に強い関心をもっている方が多く、制度ができれば家庭医に参入される若い先生は実は多いのではと思います。たくさんの先生が家庭医に参入されたら、現在の多忙な開業医の先生の業務を減らすことができます。家庭医の先生間のネットワーク、次に述べるセーフティネット病院との連携、専門病院との連携など次々と新しいつながりもできていくでしょう。ここは期待できるという肌感覚を持っています。

地方自治体は、家庭医を管理する役割を持つようになります。私は、医療機関を監督し、必要時には指示を出す機関として、地方自治体の首長を想定しています。法律に違反しないかぎり、各医療機関の裁量に任されている現状では、医療機関だけで、危機管理の問題を解決できないと考えたからです。首長には、平時においては家庭医の業務を監督し、必要と思ったときは改善命令を出す権限を与えます。またコロナウイルスのような非常時には、家庭医を指揮して、必要な業務に当たらせる権限を与えます。そして、それらの働きに対して自治体から一定の給料が支払われるようにします。つまり家庭医を、地域住民の健康を守る半公務員的な存在にします。そうなると、家庭医同士は、資本主義における競争的な関係から、横のつながりを持つ同僚的な関係に変化していくと思います。

家庭医制度は、住民の方にもメリットがあります。家庭医が決まっていたら、健診で異常を指摘されても受診先に迷うことはありません。そのため、受診機会が増え、必要な治療や指導が早期に受けられて、結果的に健康寿命をのばしてくれる効果があるのではないでしょうか。ふだんの診療も家庭医一本になるので、利便性も向上します。適宜、専門医を受診して、投薬の見直しを受けるので、医療の質に関しても担保できます。

このような家庭医制度の導入ができれば、外来診療の核は家庭医になります。そして、救急診療と入院診療の核として、私は次に述べるセーフティネット病院を考えています。家庭医制度の話は終えて、「セーフティネット病院」の制度を提案します。

■セーフティネット病院（筆者の造語）による医療の安全網の構築を提案します

私が提案する「セーフティネット病院」について、概要をまとめます。まず「セーフティネット」という言葉は安全網という意味です。セーフティネット病院とは私が勝手に名前をつけたのですが、イメージとしてはサーカスの空中ブランコで万一落ちた時に、ケガしないように守ってくれる網のような働きをしてくれる病院です。具体的には、急病になった時に受け入れてくれる病院、家庭医の先生がよりくわしい検査や特別な治療が必要と判断した時に紹介する病院と考えています。小さな自治体では現在、市民病院がそのような役割を果たしていると思います。そうした市民病院や、私の構想する「セーフティネット病院」では、医師が自分の専門であるかどうかを問わず、運ばれてきた患者さんを診察して、診断して、初期治療を担当します。その際、自分たちで対応可能と判断すれば、最後まで治療を担当し、より専門性の高い治療が必要と判断した時は、他の病院に搬送します。このようにしてセーフティネット病院は通常の家庭医での外来診療では対応し切れない病気や怪我に対応します。そのため、セーフティネット病院はすべての疾患に対応できる総合病院が望ましいですが、近隣のセーフティネット病院間の協力が進めば、お互いに患者さんを紹介すればよいので、すべての科を備えている必要はありません。

現在でも、そのような機能を果たしている病院はたくさんあります。そのような病院はそのままセーフティネット病院になってもらえばよいと考えます。現在の病院がすべて、セーフティネット病院になる必要はありません。セーフティネット病院になる以外の選択肢としては、高度な医療に特化して提供する専門病院（たとえば、国立がんセンターや国立循環器病研究センターなどがこれにあたると思います。）や急性期を脱した患者さんのリハビリを中心とする慢性期病院になる選択肢があります。

セーフティネット病院の仕事は、家庭医から紹介された患者さんの入院診療と救急患者さんの対応が中心になります。現在のシステムとよく似ているのですが、ちがう点は都道府県に、セーフティネット病院の指定と、監督を行う権限を与えることです。その時、経営母体は民間であっても、セーフティネット病院に指定されたら、都道府県（または区市町村）からの指示には従わなければならないという決まりにすることです。家庭医のところで述べた「家庭医」と同じような半公務員的な存在にするのです。

現在の急性期病院と具体的にどうちがうのかを説明いたします。現在の急性期病院は、経営方針は各病院の経営者に任されていて、都道府県からは要請という形でしか介入できません。隣接する急性期病院は、お互いに競争相手でもあり、必ずしも連携がうまくとれていません。救急要請を引き受けるかどうかの判断も各病院の判断に任されています。しかも、各病院は独立採算による経営をしています。このような状況では、どうしても、自分たちの得意分野で、保険点数（＝報酬）をたくさんとれる疾患の患者さんを選んでとるようになってしまいます。たとえば、心臓の救急には高い診療点数がつけられています。そのため、急性期病院は、無理をしてでも、夜間でも心臓救急を受け入れる体制をとっている病院が多いです。そのために、ごく近接した病院で両方とも、夜間の心臓緊急治療ができるように医師を待機させています。

一方、めまいも、よくある救急案件です。めまいは大部分が内耳性めまいで、時々脳血管障害の患者さんが混じっています。内耳性めまいであると診療点数が下がってしまいます。そのため、めまいの患者さんをとりたがらない病院が多くなります。このように、病気に値段がつけられてしまっているため、疾患によって病院の対応に温度差が出てきます。「そんなことで、医師のモラルはどうなっているのだ」と怒られそうですが、現在の制度ではこのようになってしまうのはある程度は仕方ないと理解していただきたいと思います。

だからこそ、制度を変える必要があります。セーフティネット病院の指定と監督について、都道府県が権限を持つようになれば、救急案件を断らないように指導してもらえます。そうすれば、「心臓疾患は受け入れるけれど、めまいは受け入れない」という事態は防げます。セーフティネット病院間の連携も都道府県が強制力をもってとらせられます。さきほど述べた心臓救急なども当番制にして、ムダな重複はなくしてもらえばよいと思います。都道府県に権限をもってもらうのですが、変な垣根を作らず、県境が近いところでは、隣接する都道府県との連携も行うようにしてもらわなければなりません。県境を超えた協力というのは、現在の自治体はあまりうまくいっているとはいえません。ここのところは、都道府県も努力して隣接する都道府県の垣根を、取り払ってもらう必要があります。そのためには何らかの監視役が必要かもしれません。セーフティネット病院の経営は各病院の独立採算ではなく、各都道府県の要請に従っている限り赤字は補填されます。収支も、各病院ではなくセーフティネット病院全体で考えて、各医療者の給与体系も一緒にする、そのようにすれば、セーフティネット病院間で、人的な助け合いが進みます。

私は36年間、隣接する急性期病院間でほとんど交流がないことを不思議に思ってきました。私自身、過去に勤めた病院では、病院間の垣根を低くする努力をしました。しかし、最終的には、各病院が独立採算であることと、各病院が別の大学の人事で動いていることが大きな壁になりました。病院間の垣根は少し低くはできたと思いますが、取り払うことはできませんでした。やはり、大きな壁となるのはお金と人です。各病院が少ない人手のなかで、急性心筋梗塞の患者さんのために人を待機させ、緊急心臓手術のために人を待機させています。今日はA病院、明日はB病院というように各病院での当番制にすれば、お互いに休めるのにともったいなく思っていました。急性心筋梗塞や緊急心臓手術の治療保険点数はとても高く設定されています。そのため各病院は、これらの疾患に対応するために多大な人件費を割いても、毎日当番制をしいています。当番にあたる医師は真面目な人が多く、毎日待機することにあまり疑問を感じていません。患者さんの命を守るため、使命感をもって365日待機しています。救急医療には、人命救助という公的な側面があると考えられますので、半ば公務員的なシステムで効率化することは理にかなっています。

さらに、今述べた深夜勤務を含む過剰労働は、時代に合わなくなっています。この点、最近の若手医師は考え方が変わってきました。生活の質を重視して、過剰労働という意味では、とてもブラックな働き方を求められる心臓外科や腹部外科、循環器内科を忌避するようになってきました。ある意味で健全な考え方になってきました。ここで、医者になったばかりの新米の医師がどのように自分の専攻する科を決めるか簡単に述べます。医学生は、医学部の6年間の勉強を終えて、卒業を許可されると、医師国家試験を受けます。医師国家試験に受かると晴れて医師免許証をもらえます。ただ、医師になって最初の2年間は、研修医として見習いの仕事をする必要があります。この時期は内科6か月、救急3か月などのカリキュラムがあり、2年間は専攻する科を決めずに、医師全般としての必要な知識と経験を積むことが求められます。研修医の2年間が終了してから、自分がなりたい科を決めて、その科の専攻医に登録します。専攻医として3～4年働いて、そのあとに専門医試験に合格すれば晴れて専門医になれます。ここで重大なことは、各科の専攻医に定員がないことです。基本的には、自分の行きたい科で、受け入れてくれる病院があれば、その科を専攻する医師になれます。そのため、社会が必要としている各科の医師数と、実際の医師数に乖離ができてしまいます。過重労働を求められる科では、医師が不足する傾向にあり、そのためますます過重労働を強いられるという悪循環が起きています。

今こそ制度を変えるべきだと思います。隣接する病院間で当番制にしたり、人が足りない時はお互いに応援を出し合ったり、人材を交換したりできるようになればどれほどよいでしょうか。経営的な意味でのライバル関係から、地域全体での協力関係に変わり、力を合わせて医療のセーフティネットを構築できれば日本の急性期医療は大きく変わります。人口に応じて、たとえば大阪府は内科医は何名というように、定員を決めて、地域による偏りや、診療科による偏りが少なくなるように調整するのです。

人事も変える必要があります。現在の医師の人事は、大学病院が、関連病院に医師を派遣するという形が主流です。いわゆる医局人事です。以前ほど医局人事オンリーというわけではありませんが、今も各都道府県の基幹病院は医局人事になっていることが多いです。私はセーフティネット病院の医師は、医局人事をやめて、都道府県で一括採用することにした方がわかりやすくてよいと思うのですがいかがでしょうか？　それでは公務員のようだと思われるでしょう。でも、私はセーフティネット病院は公的な存在だと思います。地域住民の命を守る存在です。そのため、公務員的な働き方の方がむしろ適しているように思います。若い医師、研修医や専攻医は、基本的にセーフティネット病院で働くように義務付けたらよいと思います。研修医、専攻医を終えてから、家庭医を目指す医師、セーフティネット病院で勤務を続ける医師、専門病院で働く医師、慢性期病院で働く医師、研究職につく医師に、各々が自分の希望するところに進んで行けばよいと思います。つまり人事とともに、医師のキャリアのコースも変えていくということです。

私が提案するセーフティネット病院の制度が実現したら、地方自治体（都道府県や市町村）のマネジメント能力がとても大切になります。マネジメント能力とは、人事、経営、病院の協力体制を作るなど管理・経営の多様な能力です。そこでは、セーフティネット病院の指定、場合によっては新しい病院の誘致、既存の病院の統廃合などが必要になるでしょう。また家庭医とセーフティネット病院の協力関係の構築など、することがたくさんあります。残念ながら、現在の地方自治体の能力ではとても無理だと思いますが、地域医療についての責任と権限が移譲されれば、話は変わってきます。地域医療の充実ということが、自治体の通信簿になりますから、自治体も本腰を入れて取り組まざるを得ません。子育て支援において独自の政策を出し、子供をもつ世帯から支持を得ている自治体があります。医療も、地域の独自性が発揮できる分野ですし、むしろ発揮しなければならない分野だと思います。政府は、お金を公平な形で地方に分ける役割だけとして、地方自治体が主体となって、その地方にあった医療を提供することが最も適切と考えます。医療と子育てと言えば、地域住民にとって最も身近な問題です。地域住民に体感できる形で、都道府県、市町村のマネジメント能力が示されます。医療制度と子育て制度は地方自治体のマネジメント能力を示すとても大切な仕事になり、そのようなマネジメント能力をもった人が選挙で選ばれるようになるでしょう。

■慢性期病院について

現在日本の病院は大きく4つに分類されています。高度急性期病院、急性期病院、回復期病院、慢性療養型病院です。このうち、高度急性期病院、急性期病院はセーフティネット病院と特定疾患に特化する専門病院に機能分化すべきと前節で述べました。

急性期を脱したけれど、家には帰れない患者さんがおられます。「歩けない」「食事が十分にとれない」などが主な理由です。特に高齢の患者さんにはたくさんおられます。そのような患者さんが入院するのが、回復期病院や慢性療養型病院になってきます。本書では、両者をあわせて慢性期病院とします。

セーフティネット病院は、急性期の状態を治療する病院ですので、基本的にはどこで治療してもいっしょのレベルにするべきだと思います。しかし、慢性期病院はかなり長期間滞在する病院になります。ここでは、リハビリに特に力を入れる病院、美味しい食事を出す病院、入浴など保清に力を入れる病院というように特色を出してもよいと考えます。

慢性期病院は、私自身が勤務したことがないので、あまり実感がわかない所があります。そのため、非常に大事な分野だと思いますが、こまやかに適切な意見は述べることはできません。ただ一点、今までは、救命が一番大切という考え方から、急性期医療に高い保険点数がつけられ、慢性期医療はおざなりにされてきました。このあたりをもう一度見直す必要があると思います。また慢性期医療は医療保険で賄われる部分と介護保険で賄われる部分が混在していてとても複雑です。ここも整理する必要があります。高齢者が増えて、人生の終末期を慢性期病院や慢性療養施設で過ごす人が多くなっています。「1日でも長生きを」という考え方ではなく、落ち着いて豊かな時間を持って終末期を過ごせることを主眼にするよう、考え方を変える必要があると思います。

■医師の収入が減るのは仕方がない

2019年の厚生労働省の調査によると常勤勤務医の年間給与は約1491万円、開業医で約2763万円です。日本人の平均年収が400万円から500万円ですから、医師は、病院勤務医で約3倍、開業医で約5倍の年収を得ていることになります。もっとも、勤務医は当直や残業があり、日本人の平均より勤務時間がかなり長いことは差し引いて考える必要があります。また、開業医の場合も、開業するにあたって平均で5000万円から8000万円の開業資金が必要であり、それを返済していく必要があることを考慮する必要があります。それでも、医師は日本人の平均の2倍以上の収入を得ているのはまちがいないでしょう。

私は、一般病院で勤務医として36年間働きました。私は心臓内科医であり、勤務時間が長いことでは5本の指に入る科でしたので、いただいてきた給与は医師の平均以上であったと思います。ただ思い返すと、本当にそこまで働く必要があったのか、必要以上に自分を過剰な働き方に追い込んでいたのではないかと思う部分があります。

たとえば、このようなケースがあります。心臓を栄養する血管が急に詰まると、急性心筋梗塞になり、死亡率は40％と高率です。救命のために一番効果的な方法は、すぐにカテーテル検査を行い、その詰まった血管にワイヤーを通して、さらにステントという金属の網を血管の中に広げて、血管を再開通させてやることです。急性心筋梗塞はいつ起こるかわかりませんので、心臓内科医は24時間待機しておく必要があります。さきに述べたように、隣接する病院で同じように待機をしていることは、とても非合理的で、当番制にして医師や病院の負担を減らせばよいと思うのですが、ここではそれはおいておきます。カテーテル検査をすると、心臓を栄養する血管のすべての状態がわかりますので、今回の心筋梗塞の原因ではないけれど、いつの間にか詰まっている血管が見つかることもまれではありません。このような血管を慢性完全閉塞した血管と言います。急性心筋梗塞の状態が安定して、退院前に慢性完全閉塞した血管をどうするかという問題が出てきます。現在の自覚症状にはまったく関係はありませんが、放置すると、他の血管が詰まったときに命にかかわる可能性があります。慢性完全閉塞した血管は、詰まった部分が固くなっており、それを広げることは技術的には、急性心筋梗塞の血管を広げるより難しいのです。「患者さんのために」という名目で、私も慢性完全閉塞した血管を広げる治療をよく行ったのですが、私の場合でいうと、内心では「やってみたい」「自分の技術を試してみたい」という気持ちも半分くらいを占めていました。しかし、この治療はしなければしなくても済むものです。治療をするという判断はまちがいではないのですが、本書でくり返し述べている「高齢者への侵襲的治療」です。もっと控えておけばよかったかもしれない、と今では考えています。

自分も含めてなのですが、医師の全般的な傾向は、真面目でストイックで、自分の知識や技術はすごいのだと示したがる傾向があります。その性格は、治療への熱意になるため、患者さんにとってよい結果を生むことが多いのですが、時としてやりすぎてしまうことがあります。高齢者への侵襲的治療は、その側面が多いように思います。どこまでが必要で、どこまでがやりすぎなのか、その境界はとても難しいのですが、少なくとも今よりは侵襲的治療を控えた方が、患者さんにとっても、家族にとっても、そして医師自身にとっても楽になると思います。

高齢者への侵襲的医療は控えた方が、患者さんのためにも、医療費の増大を抑えるためにもよいと考えます。ただ、控えていくと、現在の医療制度のもとでは病院経営は難しくなります。そこで、現役の病院勤務医に提案したいのですが、ここは医師の給料を減らすしかないと思います。その代わり働き方を楽にするという取引はどうでしょうか。医師の給与を3割減らしても、それでも日本人の平均より5割高いです。そのようにすれば、病院経営の損益分岐点は大幅にさがり、病院経営も楽になります。日本の医療費も少なくなります。急性期病院に37年勤めて、60歳で急性期病院を引退するまで満額の給料をもらってきた私がこのような提案をするのはとても気が引けます。しかし、私自身もう一度37年前にもどって医者人生を始めることができるなら、楽な働き方を選択します。今の20代、30代の若手医師を見ていると、そちらの医師人生を希望しているように思うのですが、どうでしょうか。

開業医の場合も、開業資金を減らせば、働き方が楽になります。家庭医として患者さんの相談相手になることをメインにして、設備としては心電図くらいにして、あとは委託の血液検査などで十分だと思います。もしレントゲンやCTやエコーが必要と判断すれば、病院に頼めばよいのです。現在、そこで頼む垣根が高いので、開業医にプレッシャーがかかっています。すると、設備を充実させようという考えになり、開業資金が高くなります。私が提案する制度改革で、家庭医とセーフティネット病院の関係がスムーズになり、セーフティネット病院に検査だけしてもらうよう依頼できる関係ができれば、開業資金を大幅に減らすことができると考えます。それならば、現在より3割ほど収入が減ってもそれほど困らないのではないでしょうか？

こういった点について言うと、日本の医療費の増大は、日本の医師の働き方、考え方による影響もかなり強いと思います。急性心筋梗塞や急性腹膜炎などの緊急治療はどうしてもセーフティネット病院の機能として残す必要がありますが、その他の検査や手術で過剰になりすぎている部分は少なからずあります。おそらく現役の勤務医は、大きな声で言わないまでも、心の中では感じていると思います。過剰になりすぎている部分は省く必要があると感じます。過剰な医療を省いて、自分自身の働き方を楽にして欲しいと思います。そして、働き方を楽にする一方、現在よりも収入が減ることを医師に受け入れてもらうことが、持続可能な医療制度改革には必要なことです。

家庭医とセーフティーネット病院の創設を提案します

家庭医制度とは？（イギリスの制度を参考に）

・かかりつけ医制度と違い、すべての人が、あらかじめ特定の開業医に登録する
・健康診断や検診、複数の疾患で問題を指摘された時に相談しやすいメリットがある
・垣根を低く、セーフティネット医療機関などへ紹介する

セーフティネット病院（筆者の造語）

・急病を受け入れる病院。また、家庭医からの紹介でより詳しい検査や治療を行う
・各セーフティネット病院間で夜間待機や患者さんの入院先などで協力する
・都道府県に指揮監督権限を与えて、必ず従う決まりにする
・経営も各病院の独立採算でなく、セーフティネット病院全体で考える

医師の報酬

・年間給与は多いが、日常的な過剰労働により成り立っている
・病病院や診療所間の協力で過剰勤務を減らそう。そして給与の減額を受け入れを

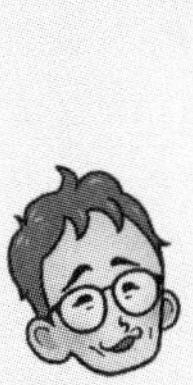

家庭医制度とセーフティネット病院を整備して、医療を都道府県が主導すれば、病院や診療所間の連携を強めながら、医療をより公平でムダのないものにできる。

第7章 高度で高額な医療は自己負担割合を増やすことを提案します

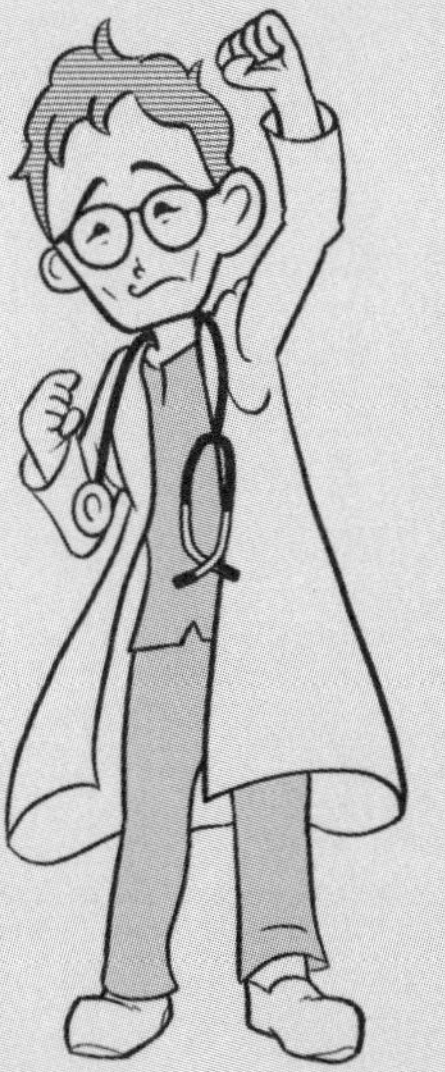

前章では、日本の医療の改革案として、家庭医制度の導入と、セーフティネット病院の創設を提案しました。そして、両者を地方自治体の管轄下におき、半公的な存在にすべきだと主張しました。

現在の日本の医療は、ある医療行為を保険算定するかどうか、保険点数をどうするかは厚生労働大臣の諮問機関である中央社会保険医療協議会（中医協）で決められます。つまり価格は自由競争でなく、固定価格です。公定価格の中で各医療機関が独立採算で対応するように求められています。その結果、第5章で述べたように、保険点数の高い医療を数多くすることの競争が起きています。この現状では病院間で協調的な動きが出にくく、効率が悪いばかりでなく、必要以上の治療が行われる原因になります。そこで私は、私的な経営母体は残しつつ、より公（地方自治体）に強い権限をもたせて、医療資源を有効に配分できるようにすることを提案しました。制度としては、欧州に近い制度だと思います。地方自治体の裁量で、その地方の医療資源を協調的に有効活用できたら、医療費の削減にもなるし、医師の働き方も楽になると考えました。

私が提案した「セーフティネット病院」で行われる治療は、標準的な治療ですが、現在よりも抑制的な医療にするべきと考えます。現在保険医療で認められている医療も保険適用外にしていくとか、自己負担の上限も3割以上にするようにしなければ医療費の削減はできません。慎重な議論は必要と思いますが、現在保険診療として認められている高額医療を、ある程度保険適用外にしても、患者さんの健康問題に大きな影響を与えるとは思いません。
それでも、やはりその医療を希望される患者さんもいると思いますし、その医療のために研鑽してきた医師もたくさんいます。そのような医療を保険適用外ではありますが、診療行為として認めるようにしていけばよいと思います。こうした診療と治療は、セーフティネット病院ではなく、ある特定の疾患に特化した「専門病院」で行うのがよいでしょう。専門病院では、その病気のスペシャリストが集まって、保険診療内でできるところは保険診療で行い、患者さんと相談したうえで、保険診療外の治療も行うことができるようにすればどうでしょうか。そして、保険診療外の部分は患者さんの自己負担で行うのです。

ここまで私は、議論をわかりやすくするために、あえてセーフティネット病院と専門病院を別のものとして書いてきました。しかし、現実問題として、セーフティネット病院と専門病院は物理的に、まったく別の病院にするのは不可能だと思います。今後、セーフティネット病院に移行するであろう病院に、すでに高度な医療ができる設備が備えられているからです。ですから、セーフティネット病院でも自由診療を認めていくしかないと思うのですが、話がわかりにくくなりますので、本章では自由診療を行うのは、セーフティネット病院ではない専門病院であるものとして話を進めます。

■保険診療と自由診療を混合して行うことのできる混合診療

現在日本では、保険医療としては認められていないけれど、医療行為として認められている治療が数多く存在します。たとえば、がんに対する陽子線治療などの高度先進医療や美容外科による美容整形などです。これらを「自由診療」と言います。

自由診療は、全額患者さんの自己負担となります。通常の保険が効く保険診療に対して、たとえば美容整形は、10割全額が自己負担です。さらに、価格はその医療施設が決めており、公定価格ではありません。これに対して、保険診療と自由診療を組み合わせて診療することを「混合診療」と言います。通常の保険診療をしながら、一部だけ保険外の自由診療を組み合わせる診療のことです。

現在、日本では混合診療は原則禁止になっています。その理由は医師が情報格差を利用して不適切な治療を防ぐことであるとされています。たとえば、ある病気に対してAとBという2種類の治療方法があるとします。Aが保険適用で、Bが保険適用外とします。保険適用外の医療行為は、治療効果の有用性または安全性が証明されていないから保険適用外であることが多いです。そのため、常識的に考えれば、Aの治療が推奨の治療ということになります。Bの治療は、治療行為としては認められているけれども、その治療を行う時は全額自己負担になります。これが自由診療です。ここで、医師が正当な理由なく、儲けのためにのみBの治療を勧める、ということがあっては困りますので、混合診療は原則禁止なのです。

ガンの治療を例にとって示しましょう。Aの治療は、手術、抗がん剤、放射線治療になります。また、免疫療法として、免疫チェックポイント阻害薬も一部のガンに保険適用となっています。一方、Bの治療としては、免疫チェックポイント阻害薬以外の免疫療法があります。標準的な治療はAです。ただし、患者さんが希望したら全額自己負担で、Bの治療を受けることは可能です。全額自己負担ということは、免疫療法だけでなく、通常ならば保険適用である血液検査なども自己負担になるということです。全額自己負担にしている理由は、医師が、情報が少なく不安な患者さんに対して、Bの治療に誘導しにくいようにするためです。ただし、Bの治療を禁止してしまうのではなく、国としてはAの治療を推奨しているけれど、ハードルを高くしながらも、Bの治療の選択肢も残すという風にしています。

さて、混合診療が認められている例外もあります。ガンに対する、陽子線治療や重粒子線治療などの高度先進医療です。高度先進医療は厚生労働大臣が、特定の施設で、特定の疾患に対してこのような先進医療をするときに、先進医療の技術料は自由診療で全額自己負担ですが、その他の検査治療は保険を使って行えるという制度です（血液検査や、CTやMRIの画像検査は保険診療で受けることができます）。つまり高度先進医療を、認可を受けた特定の施設で行う場合に限り、混合診療を認め、治療のハードルを低くしようという制度です。

自由診療の場合には、民間の保険を使うことができます。民間の保険は、保険診療だけでなく、高度先進医療に対してもカバーしているものがあります。この民間保険に加入していれば、自由診療においても全額を負担しなくて済みます。現在、民間の医療保険が、それほど高額でなくても高度先進医療までカバーできるのは、高度先進医療として認められている治療がまだまだ少ないからです。今後、自由診療の領域が増え、混合診療も解禁されれば、民間の保険も値上がりするでしょう。もちろん、プランやオプションも増えていくことが予想されます。

私は、今、高度先進医療で許可されている混合診療を、もっと幅広く認めることにより、医療費削減の切り札として使えないかと考えています。

■医療費抑制の切り札

私は、医療費抑制の切り札として、現在保険医療として認められている治療を見直し、一部の高額で高度な医療を保険診療からはずして、自由診療にしたらどうかと思います。そして、保険診療からはずされた治療は、現在、高度先進医療において認められている混合診療と同じ扱いにするというのはどうでしょうか。つまり、保険診療と自由診療を組み合わせることを可能にするのです。患者さんには、保険診療分は今まで通り自己負担（1～3割）のみ負担して、自由診療分は患者さんに全額負担（10割）をしてもらうようにします。さらに治療によっては、全額ではなく、5割自己負担のように、自己負担の割合を変更したらよいと思います。柔軟な運用が求められます。また、高額療養費制度も廃止するか、自己負担の上限を引き上げるようにしたらどうでしょうか？これにより、経済面の制約から医療費は抑制できるでしょう。

このようにすることで、セーフティネット病院で行っている標準的な治療と救急治療に関しては、今まで通りの保険診療を受けることができます。それ以外では、自由診療・混合診療を増やしてはどうかという提案です。基本的な考え方としてセーフティネット部分はしっかりと保障し、一部の高額で高度な医療に関しては、自己負担の割合を高くするということです。そうすることによって、公的保険の負担と受益に関しては平等性が高くなります。平等性を高くして、セーフティネットとしての医療は保障しようという考え方です。平等性を高くすることに異論はないと思いますが、一方、どこまでをセーフティネットの公的保険でカバーされる医療とするかに関しては大きな問題になります。私は、今まで書いてきた通り、基本的には現役世代を優先して、ある程度高齢になってくると、高度で高額な医療は、希望者に自己負担でしてもらいましょうという考え方が平等でよいと思います。現役世代もいずれは高齢者になるのだから、その時は同じように、高度で高額な治療は自己負担になります。これは、厳しくはありますが、現実的で、世代を通して平等な案だと考えます。

もしこれから、少子化が止まったとしても少なくとも約20年間は現役世代は減り続けます。(約20年とは、つまり生まれた子が成人して労働人口になるおおよその年齢です)。今、政府は高齢者にも働いてもらって、生涯現役で働いてもらおうと考えています。もちろん、これも必要なことと思いますが、高齢者が増えると、それだけ医療を必要とする患者さんが増え、医療費の増大を招くことは見てきた通りです。ここは、高齢者の医療の中で、保険負担分を減らすように制度を変えなければ、際限もなく公的保険料を増やして行かなければなりません。実際、保険料は値上がりを続けており、これは実質的な増税です。増やし続ければ、収入の低い人から生計が成り立たなくなっていきます。

おそらく、高齢者への高度で高額な医療を自己負担とする案に対しては、反論も大きいと思います。「お金を持っている人だけが治療を受けることができるのか!」「貧しい人は切り捨てだ!」と非難されると思います。そうならないためにも、よく検証することが大切です。高齢者への侵襲的治療は客観的に見て、それほどメリットが大きくないと思われるものが少なくありません。このままでは救命することは難しいので、成功するかどうかわかりませんがやってみましょうかという高額治療も多いのです。私が36年間従事してきた循環器医療では、保険診療から外れても、患者さんの寿命、特に健康寿命を損なわないと思われる高額治療はたくさんあります。高度な侵襲的治療も発達してきましたが、同じように、お薬による非侵襲的治療も発達してきました。丁寧に薬物治療を行うことによって、高額治療を行うことと同等な治療結果が得られていると思います。大きな声を出さないけれども、同じように考えている先生もたくさんおられると思います。しかし、そのような意見を言うと、病院経営上マイナスになるため言えないのです。侵襲的治療の方が、診療点数が高いからです。そして、現在の急性期医療に疑問を持つ先生は、急性期病院を辞めていきます。ですから、急性期病院に残るのは、高度な侵襲的治療を行う先生が中心になっています。その結果、今の急性期病院では、初めからバイアスがかかっています。侵襲的治療がまずありきという考え方になっています。

がんの領域は、私自身が携わってこなかったのでよくわかりません。進行がんの場合、治療をしないと確実に死につながるだけに、その治療は保険適応からはずすべきだとは軽々しく言えません。ただ、先ほども述べましたように、このままでは救命することが難しいので、効果があるかどうかわからないけれども、最後の治療として高額な治療が施されていることが多いと聞いています。そのために、年間一人あたり1000万円近くの医療費がかかると聞いています。この金額はあまりに高額です。何らかの制限を加え、完全に自由診療とまで行かなくても、自己負担比率を高めるような制度変更は必要だと思います。循環器領域は私自身がどっぷりつかってきた分野ですので、確信をもって数種類の侵襲的治療を保険適応からはずすべきと主張できます。がんの分野でも必ずそのような治療があると思います。癌治療に長年携わってきた先生方のご意見をお聞きしたいところです。

ある治療が保険適応になるときに、臨床試験が行われます。保険の効く治療は、かつて臨床試験で優位性が認められたので、保険治療として認められたのですが、その時と現在では状況が変わっている場合もあります。非侵襲的治療も進歩してきました。もう一度臨床試験を行い、一定以上の優位性が認められた治療のみ保険診療として再認可したらどうでしょうか。

日本では保険適応が一度認可されると、一種の既得権益となり、認可を取り消すのはとても難しいです。医療の分野は人の命がかかっているところだけに、特に難しいところです。しかし、それでは保険適応の治療が増え続けるばかりです。今、保険適応をはずす決断をしなければ、厳しい将来が来ることはまちがいありません。どこかの段階で決断する必要があります。私は、公的医療費抑制のために、減らすべきところは侵襲的治療だと思います。特に高齢者への侵襲的治療です。現在の制度では、高齢者への侵襲的治療は増えるばかりです。強い反発を受けるでしょうが、変える必要があると思います。そのためには、政治家が、政治生命をかけて、政策を打ち出す必要があると思いますし、現役の医師もしっかりと自分の意見を述べる必要があると思います。

重ねて言いますが、これは高齢者切り捨てではありません。現在の制度のもとでは、持続不可能であるから、今後の高齢者にはすべて新しい制度を受け入れてもらっていくのです。また、現在の高齢者も、侵襲的医療を受けてより幸福になったかというと、けっしてそうではないということもくり返し述べてきました。患者さんの側も、「費用を抑える制度があるから侵襲的医療を受けている」「大きな病院から勧められたから治療を受けている」という面が大きいと思います。制度が変われば、その後の高齢者はすべて、少子高齢化に対応した新しい制度の医療を受けることになります。侵襲的治療もなくなるわけではありません。一部の高齢者は自己負担で、高度で高額な侵襲的医療を受けられます。このまま際限もなく、医療費の増大と、公的保険料の高騰を続けるよりずっとよいのではないでしょうか。

制度が変わると、その制度にあった民間保険が出てきます。今でも、高度先進医療対応の医療保険がありますが、もし私の提案する方向で医療制度に変われば、必ず新しい民間保険が出てきます。公的保険ではセーフティーネットを守る保険診療の部分を保障し、民間保険が自由診療分をカバーするようになっていくでしょう。そういう棲み分けがなされることは、適切な公と民の線引きにもつながってよいのではないかと私は考えています。

■高齢者により必要なのは介護だ

高齢者といっても、元気な方もいたり、衰弱した方もいます。お金持ちの方もいれば、お金のない方もいます。そのため、高齢者というひとくくりで議論するのは間違いだと思います。ここでは、いろいろな高齢者がおられて、各人の考え方も様々だということを前提の上で、平均的な高齢者ということでお話ししたいと思います。

私の経験では、80年近く生きてきて、社会的な役割を終えた平均的な高齢者の方が希望することは、人に迷惑をかけずに穏やかな日々を過ごしたいということです。ピンピンコロリという言葉がありますが、まさにこれを希望されていると感じます。年齢を重ね、日常生活を独力で行うことが困難になってきた人にとって、最も必要なことは介護です。配偶者の方や子供さんが献身的に介護されている場面も数多くみてきましたが、介護者がいなくて困っている高齢者もたくさんいるのも確かです。介護している配偶者や子供さんにも多大な負担がかかっていて、介護限界に近い家庭もたくさんあります。この方々に十分な公的支援が回っていません。これは大きな問題だと思います。一日でも長く生きることを優先したあまり、介護が必要な高齢者の生活の質をよくしたり、介護者に対する支援への配慮があまりに欠けているように思います。

重ねて言いますが、高齢者が日常生活を穏やかに暮らしていくのを支えるのは、非侵襲的な薬物治療と介護が優先事項であるのはまちがいありません。侵襲的治療を一部保険適応からはずすだけで、相当の額の公的医療費が削減できると推定されます。その一部を高齢者の介護、介護者への支援に回したら、高齢者により安定した老後の生活をしてもらえると考えます。穏やかな日常ということが、高齢の方にとっても周りで支える方にとっても大事だと思います。

■セーフティネット病院では保険診療を中心に

セーフティネット病院では保険診療を中心に急性期治療を行います。保険診療は現在の保険診療よりも非侵襲的医療が中心になります。しかしながら、侵襲的医療の中でも、救命のための冠動脈拡張術や、虫垂炎の手術や、癌の手術はセーフティネット病院で行います。生命にかかわるこれらの侵襲的治療は当然、公的保険診療の範囲内になります。こうすることによって、人の生命を守り、再発を予防するという現在の保険医療の9割以上は十分に維持できると思います。直接命に関わらない慢性に閉塞した血管を広げる治療は自由診療になると思います。セーフティネット病院にすぐれた技術をもつ先生がおられる場合、自由診療を行ってもよいとしておきます。患者さんの希望があれば、保険診療に加えて自由診療、つまり混合診療を行ってもよいとしておけば、その先生がもつ技術を使うことができます。ただ、セーフティネット病院では、専門性の高い技術をもった先生だけが優遇されるのではなく、皆が同じ待遇であり、医療のセーフティネットを守る仕事は全員で行います。

人の命を守る医師の仕事に、優劣はありません。これは、私たち医師も考え方を変えなければなりません。日本の医師は、小学生の時から勉強で優劣を競ってきた人が多いためか、優劣をつけたがる人が多いように思います。私自身もそうでした。人よりも高い医療技術を身につけたいと思い、高い医療技術を身につけた人は、そうでない人を下に見てしまう傾向にあります。高度な心臓の手術をする医師も、誤嚥性肺炎の高齢者の治療をする医師も同じく人の命を守る医療をしています。競争的な関係から、お互いにリスペクトする関係に変わっていく必要があります。

セーフティネット病院の制度が実現すれば、周りのセーフティネット病院は競争相手ではなく、協力病院です。緊急処置の必要な疾患は当番制にしたり、病棟の空き具合によって患者さんを紹介し合う関係になります。お互いの病院を行き来する医師がいてもよいと思います。各病院間で、検査データを共有できれば、検査の重複も避けることができます。お互いに得意な治療があれば、患者さんを紹介し合う関係になります。周りのセーフティネット病院が協力関係になれば患者さんにとってもよいことだらけです。

医師の人事も大きく変えるべきです。現在は大学の医局単位で、関連病院に医師が派遣されていることが多いので、患者さんを紹介するときも、その医師が派遣されている大学病院に紹介されることが多いです。大学の医局ではなく、地方自治体が中心になれば、まったく変わります。たとえば、都道府県単位でセーフティネット病院の医師が一括採用となれば、医局は政治的な力を失うことになります。その代わり、都道府県や市町村に運営能力が託されることになります。現在の地方自治体には、残念ながらその運営能力はないと思われますので、地方自治体も大きく変わる必要があります。

地方自治体が変わるきっかけはあります。地方自治体の首長は、その地方の住民たちの選挙によって選ばれます。医療というのは、地元住民にとってとても関心のある問題です。現在の制度では、首長が何とかしたいと思っても、医局制度のもとで、どうしようもないところがありますが、地方自治体が中心になればそれも変わります。その代わり、首長や自治体は言い訳ができなくなります。何度か選挙をしていくうちに、運営能力をもった首長が選ばれ、地方自治体にも医療の経営能力がついてくると思います。

セーフティネット病院の医師は、給料が下がることを受け入れる必要があります。しかし、給料が下がっても働き方は改善されます。また、医療費を少なくしても、医療の質は担保できます。なによりよいのは、救急時を含めてどこを受診したらよいのか患者さんが迷うことがなくなることです。救急難民もなくなるでしょう。

■専門病院では特化した治療を

専門病院は、特定の疾患に特化して、保険診療と自由診療を併せた治療を行う病院です。患者さんの希望に応じて、適宜自由診療を行います。高い医療技術をもち、その技術を存分に発揮したいと思う医師が集まってきます。そうすれば、高い治療費を支払ってもその先生に治療をしてもらいたいという患者さんが集まってくるでしょう。

専門病院で診てもらっている患者さんが、夜間に、急に調子が悪くなった時はセーフティネット病院の先生が診てくれます。そして、状態が安定した時点で、専門病院に転院してさらなる治療を行います。このように機能分化すれば、働き方は現在より断然楽になります。

専門病院は、今の私立病院と同じく独立採算の病院になります。高い技術を持った医師のもとにはたくさんの患者さんが集まり、その医師は高い給料を得ることができます。今でも心臓のカテーテル治療に特化した病院や、甲状腺の検査治療に特化した病院があります。そのような病院は、その特徴を生かしながら専門病院として残っていくことは可能です。

■日本の医療は変わる必要がある。今こそ政治の力を

第6章と第7章では、日本の医療がこのように変わればよいなという私の考えを述べました。家庭医、専門クリニック、セーフティネット病院、慢性期病院、専門病院による医療の新体制というのが私の提案です。自分の中でも、まだ考えが定まらない部分があり、やや抽象的な内容になったかもしれません。しかし方向性だけは示せたと思います。大きな変革について話すと、何を夢みたいなことを言っているのかと思われる人が多いと思います。おそらく医療の現場にいる人ほどその難しさを感じると思います。それくらい、現在の日本の医療はとても複雑に入り組んでいます。慣習、医局人事、既得権などでがんじがらめです。日本は医療人の個々の資質はよいけれども、制度はとても遅れていると思います。

イギリスは、世界で初めて公的医療を制度化した国です。その時のキャッチフレーズ、「ゆりかごから墓場まで」という言葉は有名です。しかし、イギリスの制度も、イギリスの国力の低下とともに、サッチャー首相の時に大幅な変革を余儀なくされました。その後の政権で、一部ゆりもどしがあり現在の制度になっています。私の提案は、イギリスの現在の制度を参考にしています。イギリスは、家庭医制度をとっており、ほとんどの病院はNHSという公的な制度に加入しています。まず、家庭医（GP、General Practitioner）を受診して、その後NHSに加入している病院に紹介してもらうというのが一般的です。GPへの受診や、NHSに加入している病院への受診は原則無料ですが、そこには医療費を抑制する制限がかかっています。イギリスの医療制度をただ礼賛するだけのつもりではありませんが、政治の力で大きな制度改革をしていることは評価すべきだと思います。

日本の医療は、財政悪化と少子高齢化の進行により、このままの医療を提供し続けることは不可能です。小手先の調整ではとても追いつきません。根本的な制度の変革が必要です。私自身、自分の考えを述べましたが、これがベストだと主張するつもりはありません。ぜひ、全国民を含めた議論を早急に始めていただきたいと思います。

現在、私たち現場の医師は、現在の医療制度は持続不可能であることをうすうす感じています。しかしながら、現行の医療制度がこのように決まっている以上、患者さんを診察するにあたって、その制度に乗っかってついていく以外方法はなく、とても歯がゆい思いをしています。最終的には破局が待っているとわかっていながら、ついていくしかないというチキンレースです。しかもついていく限り高給が保障されるので、現場の医師が主導で医療制度の改革を期待するのは難しいと思います。

今こそ政治の力が必要です。２０２５年団塊の世代の人が後期高齢者になります。２０２５年以降、日本の医療が現在のままでは持続不可能であることは明らかになってくると思います。医療制度改革は、痛みを伴う改革ですので、どうしても改革が必要であることが明らかになるまで、つまり現在の制度を続けることに決定的な不都合が生じるまで、改革することは難しいということは理解しています。しかし、世の中全体に対して、今の医療が持続不可能であることが明らかになる時期は近いと思います。公的医療費を減らす制度改革が必要になったときに、どのような考え方で、どの方向性で変えるべきか、政治家の方々も、また政治家を選ぶ日本国民の皆さまも考えておくべき時期に来ている、そのような気がします。

高度で高額な医療は自己負担割合を増やすことを提案します

医療費削減の切り札

・高齢者に対する高度で高額な医療は自己負担割合を増やす
・保険適応から外して全額自己負担にすることも考慮する（自由診療）
・保険診療と自由診療を組み合わせた混合診療を解禁する

セーフティネット病院の役割

・保険診療を中心に急性期医療を提供する
・患者さんの希望があれば自由診療を加えて提供する
・自治体主導で、セーフティネット病院を指揮監督する
・周囲の同様の病院は競争相手でなく協力病院として機能させる

専門病院の役割

・特定の疾患に対して高い技術の侵襲的治療を混合診療の形で提供する
・高い技術を持った医師が、特定の疾患に特化した治療を行う
・独立採算制で、独自の経営方針を認める

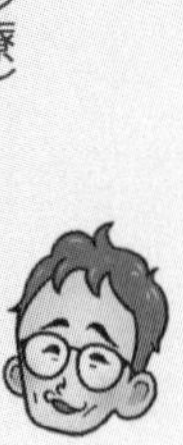

保険診療の入院部分はセーフティネット病院が担う。高度で高額な侵襲的医療は自由診療として、専門病院が中心になって、混合診療の形で提供する

第8章 持続可能な医療、持続可能な日本社会のために

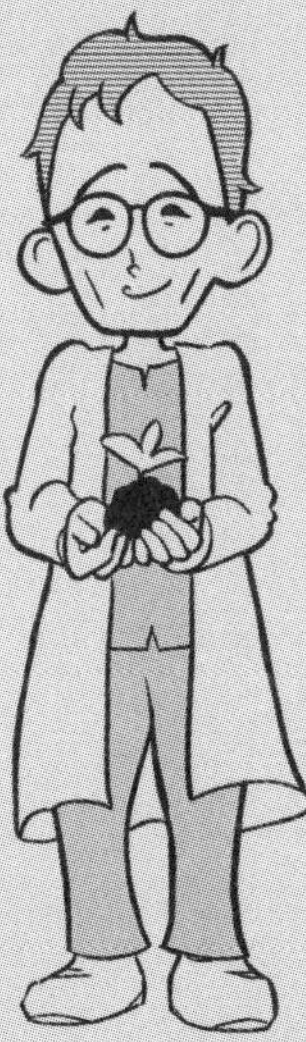

第7章まで、このままでは皆保険医療を柱とする日本の医療は不可能であり、なんとかしなければならないというお話と、このような制度変革はどうでしょうかと提案してきました。医療の分野は、私が37年間どっぷりとつかってきた分野ですので、ある程度具体的な提案ができたと思います。医療に関する話はこれで終わりです。ここまでお付き合いいただきありがとうございました。

この章では、持続不可能なのは医療だけではないと言うことを述べたいと思います。私は日本という国が好きで、一生日本に住み続けたいと思っているのですが、このままでは日本の社会そのものが持続不可能であると思います。現在の状況は、私自身は経験していませんが80年前の第二次世界大戦時の閉塞状況に似ていると思います。最終章では、60年間日本で暮らしてきた一人の人間が思う日本社会の過去と現在と未来について考えを述べさせていただきます。また、40年間日本で生きてきた木村も同様です。一勤務医（と一編集者）の妄想と考えていただいても結構です。あくまで門外漢の意見ですので、門外漢の意見など聞きたくないという方は読み飛ばしてください。

■急激な変化を嫌う日本社会

第7章まで、日本の医療の現況、持続不可能な理由、そして私が考える解決案を提示してきました。ただ書きながらも、これを現段階で実現することは難しいだろうと思っております。私自身、日本人として生まれ、日本社会で60年間を暮らしてきました。何かを変える必要が出てきたときに急激な変化を嫌うのが日本社会の特徴だと思います。日本の社会は、一度制度を決めてしまうと、その制度に無理が出てきても抜本的な変革をすることは避けて、微調整を繰り返すことで対応してきました。

自由民主党という政党が日本らしさを象徴していると思います。自由民主党には、いろんな考えの人がより集まっており、喧嘩をしながらも最後は何とかまとまって長期にわたって政権を維持しています。何か変わる必要が出たときは、顔となる首相を変えてくる。しかし、基本的には微調整の域をでないことを繰り返す。抜群の安定感はありますが、大きく変わることは無理だと思います。その原因はいろいろとあると思いますが、おそらく一番大きな原因は、各議員が地元の既得権益者と強く結びついていることだと考えます。地域ごとに権力やお金を持っている人が議員とつながりを持ち、選挙では議員を支えるため、すでにある利権を崩すような改革がしにくいのです。

戦後、順調に成長しているときは、それでもよかったのだと思います。成長によって得られた資源が豊富であり、それを分配していればよいのですから。しかし、1990年頃から、成長がほとんど止まるか、成長したとしても低成長を続けています。その間に財政赤字、少子高齢化が進行した今、本当に変わる必要があると思います。それには政治の力も必要でしょう。とはいえ、偉そうなことを言いながらも、私も37年間、勤務医として高い給与をもらってきた既得権益者の一人です。子供も成長して、お金をそれほど必要としない世代になったから言えるのだと言われたら否定できません。痛みを伴う変化を受け入れるというのはとても難しいことです。日本人は相手の心を慮って、細やかな心遣いができる民族です。それは、日常生活で摩擦を少なくして、穏やかな日常生活を送るにはとてもよい民族性です。しかし、お互いに痛みを伴うことを、冷静に話し合いながら解決していくことに関して、日本人はとても苦手だと思います。できるだけ触れずに先送りしてしまいがちです。

興味深いエピソードを紹介させてください。宮本常一の『忘れられた日本人』という本があります。宮本常一は、20世紀の半ばにフィールドワークをした民俗学者です。この本には地方の村の「よりあい」の様子が記されています。「よりあい」とは、地域住民が集う話し合いのことです。たとえば、宮本のような「よそ者」が外から来た時に、どう対応するか、どこまで願い事を受け入れるかということについて、村の大人たちが一堂に会し、延々と話し合いをします。結局、3日ほど経って、満場一致で結論が出た、というエピソードがたしか記されていたと思います。これは現代の意味での「会議」ではありません。とにかくみんなで納得が行くまで話し合い、「まあいいだろう」ということになったら決まる。こういうやり方は日本人の民族性に合うのかもしれません。そこには、よい点も悪い点もあります。よい点は「和を尊ぶ」ということ、粘り強さ、我慢強さであり、悪い点は合理性に欠けること、内と外をはっきり分け、外の世界から自分たちを閉鎖してしまう点です。これは、宮本がフィールドワークをした村だけの話ではなく、江戸時代の日本でも、明治以降や戦後もあまり変わらない日本のあり方だと感じます。

そういう風に見ると、米国のダイナミズムはすごいなと思います。大統領選などを見ていると、候補者同志があれだけ罵倒しあいながら論戦しています。応援者同士も本当に熱い戦いをしています。そして、大統領が変われば、実際に大きな変革が行われます。生粋の日本人である私からは、騒々しすぎるように感じますが、あのダイナミズムが大きく社会全体を変える原動力なのだと感じます。やはり「人種のるつぼ」と言われるくらい、背景の異なる人たち、移民たちが集う社会なので、日本とは歴史的・社会的な根っこがちがうのでしょう。

■近代における2回の日本の大きな変化

変わりづらい日本ですが、近代になって国全体が大きく変わった時期が2回ありました。一つは江戸幕府の幕末から明治維新への変革です。もう一つは第二次世界大戦の敗戦に伴う変革です。

江戸幕府の末期の状況は現在と似ていると思います。江戸幕府による統治が限界を迎えて、世の中に強い閉塞感が漂っていたと思います。「ええじゃないか」という熱狂的な踊りが全国で起こっていたと言われます。外国からの開国要求があり、それに対して幕府が組織として適切な対応がとれず、世の中に不安と閉塞感をもたらしていました。要人の暗殺や、クーデターも頻発していました。最終的には、薩摩長州による倒幕と明治維新がおこり、そこから急激に世の中が変わりました。もちろん、いろいろなドタバタはあったと思いますが、他国に比べて最もスムーズな変革を成し遂げたのはまちがいないと思います。それは当時の日本が、西欧列強によって植民地化されなかったということにも表れています。アジアではタイと日本以外の国は、植民地にされた歴史があります。日本は大きな変革を成し遂げたことで、世界の荒波を乗り切ったのでした。

明治維新から80年後に第二次世界大戦の敗戦がありました。これが2回目の転機です。明治維新以降、日本は西欧化しながら発展を遂げて、世界の大国の仲間入りをしました。しかし、1930年代に入り、満州に進出した頃から、軍部が日本の政治を動かすようになり、日本の行政は民主主義の組織として機能しなくなりました。軍部や官僚だけのせいにはできないでしょうが、第二次世界大戦に突進していったのは、国として理性的な判断ができなかったからであることは確かだと思います。最終的には太平洋戦争で英米に敗れて、戦後、大きく変革しました。どちらの時も政治が有効に機能しなくなり、既存の枠組みの中でそれに変わる勢力もなかなか出現しませんでした。最終的には外国との関係の中で、大きな圧力を受けたのを機に日本は大きく変わりました。いずれの変革も自力で内側から起こった改革ではなく、外圧を受けて起こった変革でした。

■2025年頃、次の大きな変革が来る？

明治維新から第二次世界大戦の敗戦までも80年、そして第二次世界大戦の敗戦から80年後が2025年です。80年というのは、私が見立てた数字で、統計や科学の根拠があるものではありませんが、社会のあり方の一つのサイクルとして見ました。変革が起こり、新しい国作りが盛んになって行き、やがて衰退する。これを約80年のサイクルと考えると、2025年前後には過去2回に匹敵する転機が来るように思います。

医療界では「2025年問題」と言われます。団塊の世代が後期高齢者になり、後期高齢者の人口が増えることにより、財政的にも、人手的にも医療危機が来るのではないかと恐れられています。この本で述べてきたように、高齢者にも現在と同様に、高額な侵襲的治療を続けていれば、医療費はますます増大します。高齢者の増加は、認知症をはじめ介護を必要とする人が増えるということでもあります。そのための、介護や福祉に関わる人が確保できるかどうかも大きな問題になってきます。これが、現実に来るであろうと言われる医療・介護・福祉の2025年問題です。

今ある危機は、医療危機だけではありません。少子化も大きな問題です。財政赤字も大きな問題です。すでに、なし崩し的に公的健康保険の保険料が上げられたり、公的年金の受給年齢が引き上げられたりしています。政府は「増税はしない」と言っていますが、可処分所得の減少ということでは、実質的な増税です。このように多くの問題が解決不可能な状態で、しかも、先が見えない状態で、世の中に強い閉塞感が漂っています。日本では男女格差、世代間の不公平感も強く、女性と子供、若い世代は政治的、経済的、社会的、精神的に追い詰められやすくなっています。また、ADHD（注意欠如・多動症）やASD（自閉症スペクトラム障害）といった特性を持っていたり、障害があったり、LGBTQ（多様な性のありよう）を自覚する人たちにとっても、多様性を認める仕組みやメンタリティが弱い日本は、余計に生きづらい場所でしょう。しかし、こうした苦しさは、メディアや政治や地域コミュニティがよりよく変化できれば、知識や教育、仕組みや場作りによってかなりの程度、改善できるはずのものです。

今の政治家は、正当な選挙によって選ばれた方々で、過去の2回の変革期とはちがいます。

1回目は徳川幕府の末期で、2回目は軍部による政治の介入で政治が麻痺していました。今回は、正当な選挙によって選ばれた議員による政治でも、有効に機能していないように見えます。その原因は、自由民主党以外に拮抗する選択肢がないということだと思います。自由民主党は地元の既得権益者と強く結びついており、既得権益者に痛みを強いる改革が難しい組織です。1980年代後半のバブルの時代が日本の戦後の絶頂期だったとすれば、それから30数年経過した2023年現在、国としては緩やかな衰退を続けています。令和を迎えてからは急速な衰退と呼んでもよいかもしれません。そして、私は2025年頃、戦後80年で、再び大きな危機を迎えると思っています。今回は戦争ではなく、財政赤字と少子化に伴う危機です。そして、2025年問題と言われる医療危機がダメ押しになるように思います。成長が止まって人口の減少する国、財政赤字が世界一で、しかも赤字を拡大し続ける国。流れとしては先進国に共通する問題ですが、その重症度は日本が世界一です。この状態で10年も20年も平穏なフリを続けられるとは思えません。

2023年の夏以降、コロナ禍が明けて日本にたくさんの外国人が戻ってきてくれました。これは非常にありがたいことです。外国からの観光客は丁寧にもてなさなければならないと思います。しかし、これは多分に円安がもたらす効果であり、果たして外国人が日本に住みたいと思ってくれるでしょうか。旅行するには、その国の通貨が安いほど魅力的ですし、その国に移住して生計をたてるならばその国の通貨が高いほど魅力的です。もちろん、移住したい理由は、通貨の価値だけでなく、その国の普遍的な魅力である、治安、インフラ、気候、環境、日本人の寛容性などが重要なポイントになってくると思います。日本としてはそのような魅力を維持して高めていく努力が必要だと思います。

■戦後日本の硬直したピラミッド構造

今、政治の話をしましたが、産業や経済に目を向けると、戦後日本の権力とお金にかかわる硬直したピラミッド構造が目につきます。これが変わらないことで、仕事や労働をめぐる環境が悪いまま、日々の生活に不快や閉塞感が高まっていると考えられます。私が言う、硬直したピラミッド構造は、かつて経済成長していた時代の公共事業とゼネコン（大きな建設業者）の関係を引きずったものです。昭和から平成初期にかけて、国の公共事業費は今より大きく（ピーク時はこの数年の約2倍）、それを巨大なゼネコンが元請けとして受注し、専門性の高い下請け業者や現場の労働者に分配していました。利権のピラミッド構造です。この土木建築をめぐる構造が、今では「ＩＴゼネコン」として問題になっています。ＩＴ業界でも公共事業と同じように、国を中心にして大きな仕事が生じます。法や制度の変更に伴ってシステム構築（または刷新）の案件が生じ、それを大手企業（SIer）が元請けになり、仕事と報酬を分配します。「元請け」の大企業を頂点に、その下に「二次請け」「三次請け」「四次請け」などの中小・零細企業が続きます。利権でいうと、元請けの大企業が一番大きな利益を取り、管理業務に当たって権力を行使し、ほかはピラミッドを下るにつれて小さな利益を取っていくしかなく、現場で働く人が一番過酷な状況に立たされます。この「多重下請け構造」から、日本のIT業界における多くの問題が生じています。エンジニアの報酬の低さ、労働環境がよくないこと、アジャイル開発に向かないことなどです。このピラミッドでは、元請けや二次請けの企業が、「管理業務」の名のもとに利益を取っていって（「中抜き」や「中間搾取」と呼ばれることもあります）しまいますし、全体が上意下達のピラミッド構造になっているため、下層や現場が柔軟に動きづらくなります。結局、理不尽な労働環境を生み出し、しかも非効率であるためにIT産業の発達を阻害し、大きく言えば、平成日本の産業全体を硬直させたと思われます。

さらに、こうしたピラミッド構造は、他の業界でも、たとえばフリーランスのライターやデザイナーの世界にもあります。どの分野でも、強い立場にあるのは官庁と都道府県庁、大きな市や区の自治体、それから大企業です。ここから二次請け、三次請けで仕事が分配されますが、どんどん利益率が悪くなります。これでは大きな利益を得られるかどうかは、個人の能力や仕事内容によってではなく、肩書によって決まります。つまり、あなたは有名な企業に属しているか、公務員の正規職であるか、ということが重要になります。肩書社会です。そして、この地位や肩書を得るために、日本では学歴があります。多くの子供は、学歴のためにに受験をします（親にさせられます）。結局、幼少期からの勉強は、よい肩書を得るためにあるような構図が社会にあります。日本では肩書が、安定した社会保障と十分な収入につながるからです。そして、肩書と収入があれば、結婚や子供を持つことを望んだ時に、選択肢が広がります。日本で、安心して暮らし、家庭を持ち、子供を持ち、きちんと休暇をとって海外旅行やグルメなどを楽しもうと思えば、「学歴、肩書、収入」を手に入れるのが一番適した道です。本人も、親の教育も、周囲の目線もそういうのがよいという価値観に満ちていないでしょうか。ちなみに、日本は男女格差が大きく女性は社会的に不利になるので、その点、女性が自分で立身出世するよりも、肩書のある男性と結婚することが幸せにつながりやすい、という価値観にもつながります。これが「戦後日本の硬直したピラミッド構造」のおおもとにある価値観なのかもしれません。そして、この頂点の待遇を守るために、平成の間に非正規雇用が生まれ、ピラミッドの下層を一気に広げました。大学は、学問の場であることをほとんどやめ（研究費は削られ、教授陣は雑務に追われて多忙になっています。非常勤や任期付きの不安定なポストも増えました）、東京大学をはじめとしてすべての大学は、ただの就職予備校になっていくかのようです。「よい就職先を見つける」以外に大学に行く意味があると、はっきり言える人がどれだけいるでしょうか。

この硬直したピラミッドが崩れ、新しい仕組みや勢いのある動きが生まれてくることが望まれます。平成の政治・経済のリーダーたちが多様性のない男性陣であったために、平成は「失われた三十年」になったのかもしれません。硬直した構造からは、イノベーション（ビジネスの革新）も、リスキリング（知識やスキルの学び直し）も、安定した雇用の創出も、起業・創業の促進も期待できません。しかし、2025年頃を境にこうした構造が大きく変わることに期待が持てます。もっと柔軟で、フラットに近く、いい意味で流動的で、多様な人たちが自由に結びついて、個性を発揮し、プロジェクトやイベントを実行できる下地ができるとよいでしょう。また、起業や創業が会社の内外で活発におこなわれるのにふさわしい、社会のあり方が求められていると感じます。こうしたことのためのインセンティブ（適切な報酬システム）設計や、法制度、ビジネスの仕組みづくり、良質な情報の交換と温かな人間関係が大切になるでしょう。

もう一つ、「生きがい」や「生きる意味」の視点からも、この「戦後日本のピラミッド構造」をとらえ直す必要があります。硬直したピラミッド構造には、死生観や価値観を見失いやすいという根本的な問題もあります。日本では、昭和の「一億総中流」時代におおよそ実現した、中流階級（ブルジョワ）の暮らしが幸福のモデルになり、平成の間、そこから価値観をアップデートできていません。ほとんどの人は「中流の暮らしが幸せ」という考えで、生について思考停止になってしまいます。つまり、「家庭を持って子供を育て、家を買い、給与のよいサラリーマンとして安定収入を得る生活が幸せ」以外の価値観や生き方を見出せないのではないでしょうか。そうであれば、すでに死生観そのものを見失っている気がします。死生観についてこの本では、「高齢の方が老いるにつれて衰弱し、やがて亡くなることは自然なこと」という話をしましたが、必ずしもそういう一般的なことばかりが死生観ではありません。また、高齢の方や病気・障害を持っている方にだけ死生観が大事なのでもありません。10代、20代からでも「自分はなんのために生きるのか」「なにに向かって、命を懸けて挑戦できるか」と考えるなら、それは死生観であり、価値観を育みます。たとえば、思春期や若い頃に「あの人を永遠に愛する」と誓って恋をして、その恋に破れ、誓いは果たせなかったという挫折をするのも、死生観に関わることです。永遠というのは、その人のために命を懸けるという意味だからです。そういう誓いや挫折は、昔ながらの意味での青春です。仕事でも「なんとしてもやり遂げる」と思いながら、結果を出せず、心が弱くなった時に自分を不甲斐なく感じて泣く、といったことは死生観につらなる経験です。たとえば、「死んでもこの使命を果たす」というような気概を持って仕事をする人は、高齢でも病気でもなく、健康であっても、死生観を持っている人です。死生観や価値観を確立する時、「自分の頭で考え、自分の足で歩む」と言えるような人生に向かえるでしょう。そこには「生きがい」や「生きる意味」が感じられます。そういう個人がお互いに切磋琢磨することで、いきいきした社会や組織、コミュニティが生まれるのだと思います。

■どうしようもない外圧がかかった時には急に変わることができるのも日本人

私は、今のまま持続不可能なことを極限まで続けるよりは、むしろ早く危機が来た方がよいと思います。明治維新も第二次世界大戦も非常に困難な変化でしたが、日本人は見事に切り抜けました。阪神大震災や東日本大震災でも、被災された方々は大変な苦難であったと思いますが、それでも見事に復興しています。もっとも、目に見えづらい部分で、まだまだ苦境はあるでしょう。直接の被害や死だけでなく、自殺を含む震災関連死もあり、それを間近に経験した方々の精神的な苦痛、また魂の痛みは想像のつかないものがあります。

急激な変化を嫌う日本人ですが、どうしようもない外からの圧力によってつらい時代を迎えた時、日本人は団結してそのつらさを乗り越えることができると思います。急激な変化も、外からのどうしようもない圧力であった場合、それを受け入れることができるのも日本人だと思います。今回も自力では変わることはできなくても、外国の資本からの攻撃という外圧が最後のトリガーになるとすれば、一致団結できると思います。

具体的にどのような出来事があり得るか考えてみます。今、一番あり得ると思えるシナリオは、どこかのタイミングで、外国の資本が、日本国債、日本円、日本株に対して一斉に売り攻撃をしかけてくることだと思います。そのタイミングとしては日本銀行が大規模な金融緩和を止めて、金利が上昇を始めたときだと思います。そして、ほぼ時を同じくして団塊の世代が後期高齢者になる2025年です。2023年、デフレからインフレに移行しました。インフレが加速すれば、大規模な金融緩和を止めなければなりません。長い目でみたら、デフレからインフレに移行することはよいことでしょう。賃金も上がり、経済に活気が出ることも期待できるからです。しかし、その初期には、とても辛いことがおこると思います。なぜなら、政府が多額の借金をしており、日本銀行がその借金を肩代わりしているからです。金利が上がると、借金に利子がつきます。それだけ、日本政府の資金繰りが難しくなります。日本銀行がすでにもっている国債の価値が下がります。その結果、日本という国の信用が落ちてしまいます。ある時期に、2009年のギリシャ危機のような急激に国全体を揺るがす危機が来ると思います。ギリシャ危機をみると、具体的に起きそうなことは、急激な円安、インフレです。たくさんの会社が倒産し、一時的に失業者が急増すると思われます。皆保険制度も現在の水準での継続は無理でしょう。人が殺し合いをするような戦争ではありませんが、人々の生活水準が大幅に下がり、価値観が一変してしまうような大きな変化です。

現在、持続不可能と狙われている国は、先進国では日本が筆頭であるのはまちがいないでしょう。他の国も危ないのは確かですが、ギリシャ危機から考えると、一番危ない国がターゲットになって集中的に狙われる傾向にあるようです。実際に、かつて何度か日本国債が外国資本から売り攻撃を受けましたが、そのたびに日本銀行が買い支え、事なきを得てきました。そのため、日本人は何となく政府、日銀が何とかしてくれるだろうと呑気に考えています。しかし、政府は巨額な借金を抱えており、日本銀行は既に巨額な日本国債を保有しています。そろそろ支える力が限界に来ていると思います。

しかし、幸い日本には今まで築いてきた立派なインフラがあります。文化があります。技術があります。他人を思いやり団結する力があります。5年程度の経済的に困難な時期を乗り越えて、持続可能な着地点をきっと見つけることができると信じています。

■その時にむけて心の準備をしておこう

現在の日本は閉塞感が強いですが、ハイパーインフレや失業者の急増などの危機は起こっていません。じわじわと追い詰められ、社会の中から「自分はこぼれ落ちている」と実感している人は増え続けているものと思います。そこまで思っていない人も、みんな漠然とした不安を抱えながら生きているでしょう。正体が見えない不安というものは厄介です。むしろ、大きな危機が来るものだと腹を括っておいた方が気持ちはすっきりします。バブル崩壊から30年以上、財政赤字や少子高齢化、産業構造の刷新やSDGsのような社会課題に対応するという問題に対して、変革を先送りしてきたツケがやってくるのです。

新しい日本は、若い人にチャンスを与える国でなければなりません。第二次世界大戦の敗戦時に、多くの優秀な若手政治家、官僚がでてきたように、私たちの世代は一斉に第一線を引いて、60歳以下の人たちで新しい制度を作ればよいと思います。

新しい制度を作るときにお願いがあります。高齢者はたくさん残っています。最近、若い評論家に見られる高齢者へのヘイトスピーチに走るのではなく、高齢者には敬意をもってほしいと思います。高齢者がなかなか第一線を引かず、また変革をできずに来たため、若い世代が高齢者に対して憎悪を向けるという悪循環になっているのが現在の状況です。私が予想している今回の危機は日本の構造を変えるチャンスでもあります。高齢者がいつまでも第一線に残るのではなく、ある年齢を超えると、脇役に回り、若い世代にチャンスを譲ります。人間はやはり40代、50代が一番仕事ができる年代です。生涯現役といっても、いつまでも上のポジションを占めていては嫌われてしまいます。ある年齢を過ぎると脇役に回り、その年齢に適した仕事を行う。そして、若い世代も高齢者に敬意をもって接するという社会が理想だと思います。若い世代もいずれ高齢者になります。世代間の争いではなく、相互理解とお互いにリスペクトする気持ちが大切です。そして、自由闊達に議論ができる風通しのよい日本社会ができることを切に希望しています。

■医療改革への期待

その時に医療をどのように変えたらよいか、今回この本で私は自分の考えを述べました。公的な保険で保障するのは、セーフティネットを守る医療でよいと思います。これこそが、全国民が平等に受けることができる、全国民に安心感を与える医療制度だと思います。全国民に最高級の医療を公的健康保険で保障することは無理です。最高級の医療は自費でやってもらう（または民間の医療保険で保障してもらう）ことにすれば、大きく医療の質を落とすことなく、大きく医療費を減額できると考えます。これが私の意見ですが、決して自分の意見に固執するつもりはありません。医師の皆様も患者さんの皆様も、自分の意見を表明して、最終的には政治家が政治生命をかけて判断する、そのような、明朗な意思決定システムが働けば、きっとよい医療制度ができるであろうと信じています。

■未来図を描こう

未来に向けて若い人たちが子供を持とうと思えるような社会、外国人が日本に旅行に来たいと思うだけでなく、日本に住みたいと思ってくれる社会が持続可能な日本のイメージではないでしょうか。これから来るだろう危機をみんなの力を合わせて乗り越えるためにも、また、新しい政治・経済・社会のあり方を作るためにも、未来図（ビジョン）が必要です。日本の未来図を、多くの人がそれぞれに思い描けたらよいと思います。この本では、医療の未来図を主に示しました。もちろん「未来図」に正解はなく、よい未来図も一つではありません。読者のみなさまも、ぜひそれぞれの立場から大きな未来図を描いていただけたら、世の中に生まれたいくつもの未来図の中から、よりよい未来が現実に育まれていくのではないでしょうか。今、必要なのはよりよい未来図（ビジョン）を思い描き、示す力ではないかと思います。とくに若い世代にこれを期待しています。

持続可能な医療、持続可能な日本社会のために

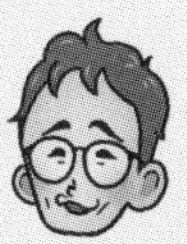

急激な変化を嫌う日本社会

・一度制度が決定するとその制度に無理が生じても、微調整を繰り返し対応する
・順調に経済や社会が成長してきた時代はよいが、現在では制度に無理がある
・既得権益を守ることが優先され、痛みを伴う解決策を実現するのは困難
・「明治維新」と「戦後」の2回、日本が敗れたときに社会は大きく変わった

変わることができる日本人

・明治維新や戦後や震災後、外圧や災害による危機では団結して乗り越えてきた
・厳しい時代（危機）を迎えた時には柔軟に制度を変えて対応してきた
・今まで築いてきたインフラや文化、技術がある

現在の日本は閉塞感があっても巨大な危機という場面には直面していない。その危機に対して心構えを持っておこう。制度を変えることで持続可能な医療を構築できるはず。

おわりに

ここまで本書をお読みいただき、私の考えにおつきあいいただきありがとうございます。もちろん、私の考えに反感をもちながら読まれた方も多いと思います。それでも読まれた皆様にとって、今後の日本の医療について考えるきっかけになりましたら、著者としてこれ以上の喜びはありません。

2022年10月から、本書の著作にとりかかり、現在2023年9月半ばです。ほぼ1年間経過しました。著作を開始した当時は、大阪府下の急性期病院に勤めていましたが、60歳を機に転職し、2023年4月から、和歌山県南部の過疎の町で、半分急性期、半分慢性期の病院に勤めています。毎日、雄大な太平洋を望みながら、ゆったりとした時間を過ごしています。過疎の町の医療は、それなりに問題も感じましたが、都市部に比べて精神的なゆとりを感じます。患者さんは、やはり高齢者が多いのですが、都市部に比べて体が丈夫な人が多い印象で、入院

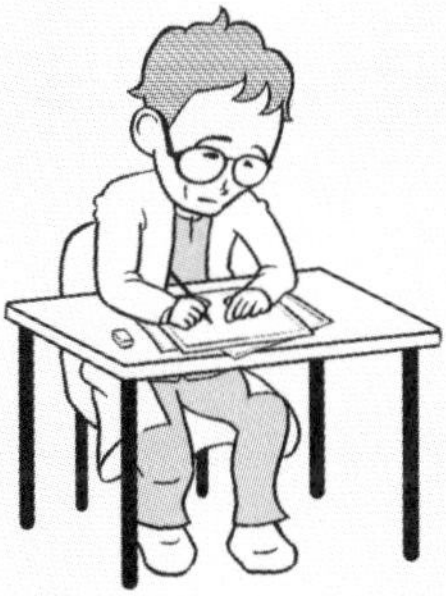

したときの状態が悪くても、退院時は何とか自宅に帰ることが都市部に比べて多いように思います。患者さんの家族も、週に3回ほどお見舞いに来られています。おそらく、収入は都市部の方が多いのでしょうが、生活のゆとりやのびやかさは、こちらの方が多いように思います。

過疎地の医療について感じたことは、私が本書で述べているセーフティネット病院での医療に近いと感じました。セーフティネットに当たる部分は、南和歌山の病院で協力し合って、この地域でほぼ完結しています。それ以上の高度な医療は、和歌山市や、大阪の大病院に紹介され、都会の病院で治療を受けられています。過疎地では医療資源が限られることと、他の医療圏に行くのにとても時間がかかることにより、結果として私の提案するセーフティネット病院に近い協力関係ができているように感じています。

恵まれた環境での著作でしたが、初めての著作ということもあり、文章作りには非常に苦労しました。自分の言いたいことを、思ったような文章にすることができず、何度か途中でやめようかなと思いました。共著者の木村洋平氏には、始めは編集者として仕事を依頼しましたが、いっしょに進行し、文章に手を入れてもらううちに「共著で出しましょう」とこちらから提案をしました。仲間がいることは励みになりました。また雄大な太平洋に励まされ何とか最後までたどり着くことができました。

この本は、生物学者の小林武彦氏の『生物はなぜ死ぬのか』という本に触発されたところが大きいです。生物は死ぬことによって、より多様性に満ちた次世代が活躍できるという考え方（「ターンオーバー」という考え方）には目からうろこの思いでした。医者としては、患者さんの死は「自分の敗北」という意識だったのが、大きく変わりました。死には、積極的な、positive（ポジティブ）な意味合いがあると悟った瞬間でした。私が60歳で19年間勤めた急性期病院を辞めたのも、いつまでも診療科部長として上に立っているのはよくないと考え、下の世代の人たちへのターンオーバーを意識したからでした。ターンオーバーは生命の宿命です。衰弱した高齢者の死をターンオーバーとしてpositiveに受け入れていただけることができたら、そしてそのことを、日本人全体が自然なこととして受け入れることができたら、日本の医療は変わる、持続可能な日本の医療に変えられると強く思っています。

本書を執筆するにあたり、編集者を買って出ていただいた木村洋平氏に心から感謝いたします。まったく著作の素人である私を、励まし、解決策を示し、最後まで導いてくれました。また、友人である太田凡氏、高林健介氏、沢田佳祐氏から貴重なご意見をいただきました。心から感謝いたします。

2023年9月　南和歌山にて　北口勝司

本書をお読みいただき、ありがとうございます。もともと北口勝司氏のサポート役として仕事を始めた私は、今ここに文章を書けることを光栄に感じています。私は出版業界で作家・編集者をやってきたキャリアと、Webで「エシカルSTORY」というメディアを経営するキャリアを積んできました。メディアの方は、持続可能性やSDGsについて発信するものです。今回、北口氏から「本を出す手伝いをしてほしい」とご依頼いただき、結果的に3つのキャリアが活きる機会になりました。はじめは編集のみを担当し、黒子に徹するという意識でしたが、本のテーマが「持続可能性＝サステナビリティ」ということで、つい前のめりになりました。最終的に、北口氏がその懐の深さから「共著という形にしませんか」とご提案くださり、ありがたく承りました。

私は、日本全体の未来像をどう描くか、ということをずっと考えてきました。学生時代の専攻は哲学でしたが、その時から社会のあり方や時代精神に関心を寄せて、ボランティアや本、雑誌を通して学んできました。「国や世界の未来について幅広く考える」営みは、かつては名前を持ちませんでしたが、今は「サステナビリティ」や「SDGs」と呼ばれています。私の場合は、似た意味の言葉で「エシカル」を掲げて起業しました。しかし、そういう全体像の話を自分なりに一冊の本にまとめるところまではできずに、苦しかったり悔やまれたりする日々でした。そこへ、この本にたずさわれる機会をいただき、渡りに船か、水を得た魚か、望んでいた仕事をさせていただける幸せを感じました。
このような形でまとめられたのはひとえに北口勝司氏の度量の大きさと、北口さんを紹介してくれた友人 高林健介、そして制作に協力してくださった仲間のおかげでした。心から感謝しています。なお、出版業界の編集者というと、基本的には「コンテンツを作る」＝本の制作をします。ですが、今回は「本が完成したら自分の仕事は終わり」とせず、営業も含め、本の内容を広く伝えていくことを自分に課したいと感じました。そういう理由があって最終的に「共著」の形で引き受けました。著者は、刊行された後も本に責任を持ち、本に関わり続ける立場だからです。そういう意味では、なによりこの本を手にとってくださった読者のみなさまに大きな感謝をお伝えしたいと思います。ありがとうございました。

東京、町田にて　木村洋平

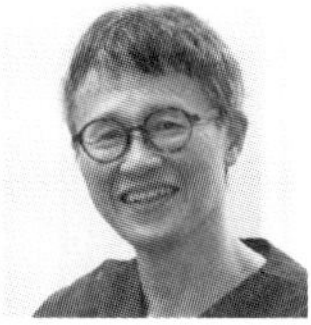

北口勝司（きたぐち しょうじ）

1962年12月生まれ。1987年京都大学医学部卒業。天理よろづ相談所病院で臨床研修を行い、その後循環器内科医として、小倉記念病院、滋賀成人病センター（現滋賀県立総合病院）、天理よろづ相談所病院、医仁会武田病院グループを経て、2003年9月より2023年3月まで枚方公済病院の循環器科部長として、循環器急性期医療と内科救急医療に尽力した。

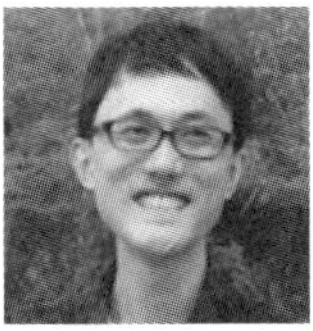

木村洋平（きむら ようへい）

1983年生まれ。東京大学 教養学部 基礎科学科 科学史・科学哲学コース 卒業。和光大学大学院 現代社会関係論コース 修了。地方公務員を経て独立。現在作家フリーランス編集者2020年に起業したメディア「エシカルSTORY」代表。著書に『珈琲と吟遊詩人 不思議な楽器 リュートを奏でる』『遊戯哲学博物誌』など。

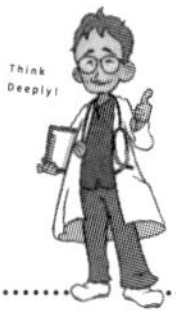

「ほどほどの医療」でいこう　日本の医療の持続可能性を考える

発行日　2023年12月19日　初版第一刷発行

著者　北口勝司　木村洋平

ブックデザイン　Oruha Design（新川春男）

イラスト　うえぞのかよ

発行者　鈴木雄一

発行所　はるかぜ書房株式会社
〒248-0027 神奈川県鎌倉市笛田6-15-19
E-mail：info@harukazeshobo.com　https://harukazeshobo.com/

印刷・製本　株式会社エーヴィスシステムズ

　ISBN978-4-909818-39-3